UP Collection

新版

分裂病と人類

中井久夫

東京大学出版会

UP Collection

Schizophrenia and Mankind

Hisao NAKAI

University of Tokyo Press, 1982 & 2013

ISBN978-4-13-006514-6

分裂病と人類——目次

第一章　分裂病と人類
――予感、不安、願望思考

第二章　執着気質の歴史的背景
――再建の倫理としての勤勉と工夫

第三章　西欧精神医学背景史

第一章　分裂病と人類

——予感、不安、願望思考

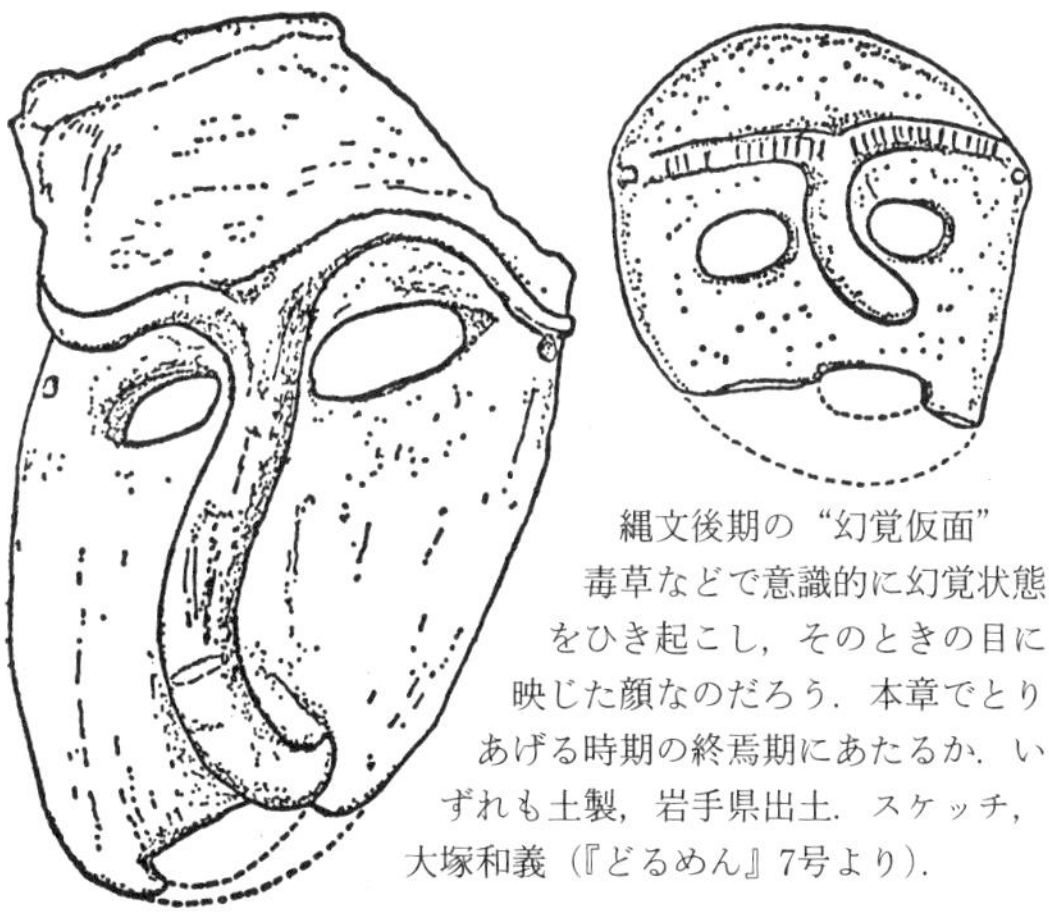

縄文後期の“幻覚仮面”
毒草などで意識的に幻覚状態をひき起こし，そのときの目に映じた顔なのだろう．本章でとりあげる時期の終焉期にあたるか．いずれも土製，岩手県出土．スケッチ，大塚和義（『どるめん』7号より）．

序

これは分裂病問題へのきわめて間接的なアプローチにすぎない。しかしこのような巨視的観点から眺め直してみることも時には必要ではあるまいか。

ここでは古典的「分裂病」概念を直接云々しない。古典的「分裂病」概念が、十九世紀初頭に巨大単科精神病院が欧米の各地で成立した後、おおよそ半世紀を経て漸次成立していったことは偶然でないと思われる。巨大精神病院はおおよそ一世紀以上ほとんど改善されなかったが、* そのなかでいわば苛性ソーダ槽をくぐらせたようにして骨格を洗い出されたものが古典的「分裂病」概念であり、おそらく巨大単科精神病院が成立する以前の分裂病相当状態は、はるかに多彩なものであったのではなかろうか。われわれは直接それをうかがい知ることはできないが、より古い時代、当時ニュートン力学と並んで最先進科学だったリンネの生物分類法を武器に狂気を分類しようとして混乱と不整合に終わった十八世紀は、学問の未成熟というよりも当時の〝狂気〟の現象形態の多彩性を反映していないだろうか。** というのは、われわれは再び分裂病像の輪郭が不鮮明化し、多彩化した時代を経験しつつあるからである。分裂病に特異な症状が存在しないことについては次第に精神科医の合意を見つつある。

もし、結核療養所の長期入院患者だけを見て患者という病気全体を推し測るならば、それは救いなき重病にみえるだろう。もし結核が寿命を短縮するものでなかったならば、各地の療養所はいま精神病院以上に大量の慢性患者をかかえ込み、医療はより手薄に画一的なものとなっているだろう。今日でも長期入院中の分裂病患者は他病の重症患者が受けているだけの手あつい保護を受けていないが、もしその数が一桁少なければ、現代の医療水準でも現状よりは多少ましな扱いを受けられるのではなかろうか。しかも長期入院患者は氷山の一角であり、分裂病も結核と同じく裾野の広い病気であるように思える。＊＊＊

＊ ドイツのピネルに相当する人物は、同時代のライルでなく半世紀おそいグリージンガーであり、彼の早世のためにドイツの精神病院は一九六〇年前後まで一世紀以上、不変であったという（現代の医学史家M・シュレンク(1)）。事情は一部の例外を除き他の欧米諸国でも変わらないようだ。さらにいえば、ピネルも含め一般に精神病院改革者のなしとげた改革がその個人の生涯より長く残ることは不幸にしてほとんどなかったのではなかろうか。例外があるとすればテューク家だが、これは例外的に篤志家（クェーカー商人）であり、精神科医になった四代目とともに皮肉にもその伝統は終わった。

ちなみに精神医学・精神病院改革を志す者には、一般社会の革命を志して挫折した者、あるいは中途で革命に失望した者が多い。古くシドナム――この臨床医学の〝父〟――がすでに清教徒（ピューリタン）革命において議会軍の騎兵隊の一員であり、そのためチャールズ二世の王政復古後、南仏モンペリエに逃れねばならず、帰国後も正式の資格を得るのに難渋している。ピネルはフランス革命前後に新しい社会教育体制を構想した知識人グループ、エルヴェシウス未亡人を中心とする〝イデオローグ〟の一員であった。

彼らはナポレオンに利用され捨てられる。そしてルイ十八世の王政復古後、ピネルは要注意人物とみられており、行動の自由の幅は狭かった（M・フーコーの非難はこの時期にピネルに対してはやや酷であろう、王政復古時代にもフランス医師会はボナパルト派の牙城で依然あったとはいえ）。グリージンガーは、ヴィルヒョウとともに、一八四八年の三月革命に極まるそれ以前の時期、歴史家のいわゆる三月革命以前期の精神的重圧下にドイツの市民革命を構想した一員であり、革命の挫折後エジプトに逃れ、十年余を経て帰国、ただちに精神病院改革を企画する（このパターンは、二十世紀後半の精神医学改革者にもある程度ひきつがれているのではなかろうか）。

ドイツの精神病院は、ドイツ・ロマン派の精神を建て前に本音は旧敵ナポレオンの創設した近代的な官僚・教育制度を敗戦国プロイセンに（原型よりもいっそう厳格に）実現しようとする、いわゆるシュタイン改革の一環として衛生官僚、時にはただの官僚によって建設された。敗戦国の再建を担う支配層の発想はどこでも似ている。しかし、原型のフランスにおいてと同様、ドイツにおいても精神病院長は精神病院を一つの牧歌的ユートピアあるいは王国として構想する。理性の神殿を中央におく、フランスはエスキロールのシャラントン王立病院も、ドイツ「ロマン派精神医学」がよしとした、いみじくも亭（パヴィヨン）と呼ばれる人里はなれた林野にちらばる病棟も、その結晶である。ただし、いずれも〝王〟は病院長である。ついでにいえば元革命家であろうとなかろうと、精神病院長の少なからざる者はアルカディアを夢みる現実逃避者の一面がある疑いが濃い。王国の孤独な主である病院長は普段はおそろしく勤勉だが、忽然休養におもむき、その行き先はふしぎに南海であることが多い。

** リンネの二項命名法の名残りは Dementia praecox（「早発痴呆」——ただし原義は、急速に進む痴呆）の名称そのものにも見られるが、リンネその人をはじめ、オランダ、スコットランド（エディンバラ大学）、南仏（モンペリエ大学）の医師たちは〝枚挙の精神〟のもとに精神病を数十から数百に分けていた。また十九世紀の精神病院の画一性、規律――流刑鞭打ちに代わりナポレオン法典およびその亜流のもとに刑務所、傭兵に代わり徴兵制常備軍の兵営、そして精神病院、の三大囲い込みは十九世紀の一特徴だろう――に比して、十八世紀の〝収容施設〟ははるかに雑駁で一種の活気があった。制服を着せられず、病院内での出産は画にみるごとく時には王の服装さえ好み（あるいは妄想）の然らしむるままに許され、病院内での出産は驚くにあたらなかった。治療法も十八世紀のほうがいくぶん保護的であり、衝撃的治療はむしろ十九世紀（少なくとも十八世紀後半以後）の好むところであった（ピネル以後に拘束がなくなったわけではむろんなかった）。十八世紀後半には、とくにフランスでは慈善思想の影響下に精神病院の設計を一流建築家がすすんで行ない、とくに通風のよさが重視された（これは狂気が病院の悪臭と関係ありとされたためである）。スコットランドではエディンバラ学派の指導者ウィリアム・カレンが精神病の治療可能性と病者としての扱いを高唱した。十九世紀の動物園設立に先立って精神病院の見物が十八世紀都市住民の日曜日の楽しみであった（〝人間園〟）としても、これにも一つだけよい点、すなわち精神医療を公衆の目にさらすところがあり、精神病院をめぐる忌わしい事件、とくに遺産横領のために相続人を病院に入れる事件は、むしろ十九世紀の特徴である。

十八世紀は全般に、平均寿命が十九世紀より長く、大戦争を欠き、ヨーロッパの世相は――気候も――十九世紀よりも穏和で政治にも啓蒙主義的寛容さがあった。一七八九年バスティーユが襲撃されたとき、そこに数名の囚人しか収容されていなかったことは決して強調されたことのない事実である。産業革命はまず自国民の搾取にはじまり、植民地化された地域の人々の搾取に進んだ。工場における幼小児労働は十九世紀のものである。財産に対する犯罪は、著しく重刑を課せられるようになった。時に単純窃盗に対する、死刑など。

＊＊＊　青年期に一過性に分裂病状態を経験した人の数は予想以上に多数ではあるまいか。その後、社会的に活

躍している人のなかにも稀れでないことは、狭い経験からも推定される。外国の例を挙げれば、哲学者ヴィトゲンシュタインは一九一三年にほとんど分裂病状態に陥っていたらしいことが最近刊行された書簡集(2)によって知られる――「亡霊たちのざわめきの中からやっと理性の声が聞えてきました。……それにしても狂気からほんの一歩のところにいたのに気づかなかったとは」と。逆に二〇年以上分裂病を病んだロシアの舞踏家ニジンスキーは、大戦末期、医療をまったく受けえない状態で晩期寛解に至っていたのではあるまいか(3)。

1 〝先取り〟的な構え

オランダの臨床精神医学者リュムケは、正常者もすべていわゆる分裂病症状を体験する、ただしそれは数秒から数十秒であると述べている(4)。この持続時間の差がなにを意味するのか、と彼は自問する。

私は、回復期において一週に一、二回、数十分から二、三時間、〝軽症再燃〟する患者を一人ならず診ている(慢性入院患者がごく短時間「急性再燃」を示すという報告も別にある)。なかでも、自転車で人ごみのなかを突っ走ると起こりやすい場合(5)があるのは興味がある。*当然、追いぬく人の会話の一句二句をひろって走ることになる。この切れ切れに耳に入ってきた人のことばは、それ自体はほとんどなにも意味しないのだが、いやそれゆえにと言うべきか、聴きのがせぬ何かの(たとえば自分への批評の）兆候となる。そこからさまざまな〝異常体験〟への裂け目がはじまる。しかし、じっとして〝ふりまわされぬ〟ようにしていれば、この兆候的なもののひしめく裂け目は閉じ、すべてが過ぎ去ることが判ってきて、そのようにしていると——決して愉快な時間ではないが——いつのまにか消えてゆく。この場合、ガラスにひびの走るように拡がって急速なパニックには陥らないわけで、どうやら多くの〝分裂病性異常体験〟は、その基底にある不安あるいは（対人的）安全保障喪失感（insecurity feeling）の〝量〟というか根の深さいかんで、恐慌状態になる場合からほとんど看過される場合まで実に大きな幅があるようだ。幻聴でも、すこし聴こえただけで参ってしまう人もあるが、「大学教授なら停年までつとめられる例がある」とも聞いた。もっとも、持続時間を決定している因子はまた別かも知れない。

私は一方では、分裂病になる可能性は全人類が持っているであろうと仮定し、他方では、その重い失調形態が他の病いよりも分裂病になりやすい「分裂病親和者」（以下、S親和者とよぶ）を考える。軽い失調状態ならば軽うつ状態をはじめ、心気症などいろいろありうると思う。

分裂病親和性を、木村敏[6]が人間学的に「ante festum（祭りの前＝先取り）的な構えの卓越」と包括的に捉えたことは私の立場からしてもプレグナントな捉え方である。別に私はかつて「兆候空間優位性」と「統合指向性」を抽出し、「もっとも遠くもっとも杳《かす》かな兆候をもっとも強烈に感じ、あたかもその事態が現前するごとく恐怖し憧憬する」[7]と述べた（兆候が局所にとどまらず、一つの全体的な事態を代表象するのが「統合指向性」である）。

ここで先取り的な構えの長所と短所をもう少し具体的にみるために、一次近似的モデルとして、入力の時間的変動部分のみを検出し未来の傾向予測に用いられる「微分回路」の諸特性をとりあげてみよう。ただし私は電気工学には全く素人なので誤解がないとはいえない。また「微分回路」が一次近似にすぎないことは、回路は入力が外に発生することを前提とすることからも明らかで、人間においては入力が〝回路〟内部にも発生することが問題である（要するに思考や情動や、すべて認知の対象となる〝内的事象〟のことだ）。

系統発生的には、おそらく積分回路的認知よりも微分回路的認知のほうが古いだろう。たとえば、運動するものしか認知しないカエルの視覚を考えてみればよいが。さらに古型の知覚である嗅覚、味覚などは著しく微分的であり、変化の瞬間から知覚の強度が次第に低下する。この古型の、したがってふつうはそう揺るがない認知方式が人類に至って混乱の原因となったとすれば、「入力の内部発生」という、人類に近づくにつれて著しくなった事態によるかも知れない（微分回路はノイズの吸収力がほとんどない）。

微分回路は見越し《リード》方式ともいわれ、変化の傾向を予測的に把握し、将来発生する動作に対して予防的対策を講じるのに用いられる。まさに先取り的回路ということができる。またウォッシュ・アウト回路と言われるごとく、過渡的現象に敏感でこれを洗いだす鋭敏さがあり、$t \fallingdotseq 0$において相手の傾向を正しく把握する。しかしこの〝現実吟味力〟は持続しない。すなわち出力が入力に追随するのは、$t=0$付近だけで、時がたつにつれて出力は入力に追随できず、すぐ頭打ちとなり漸次低下する。増幅力の維持も不能で不定となる。中等度の増幅力では突然入力にも漸変入力にも合理的に対応できるが、ある程度以上の増幅に弱い。また過度の厳密さを追求して$t=0$における完全微分を求めようとすると相手の初動にふりまわされて全く認知不能になるという。またさきに述べたように高周波ノイズが介入すると出力が乱れる。また未来指向的な回路であって過去のメモリーが生かされない。

これは「分裂病親和者」の多くの局面を説明するもののように思われる（対人関係論的にみればすべては相互的なので、相手に波長を合わせて《チューン・イン》いる分裂病治療者のほうも面接時に微分〔回路〕的感覚に鋭くなるはずだ）。もし不安に駆られて完璧な予測を求めようとするならば、これは$t=0$における完全微分を求めることで、かえって相手の初動にふりまわされてしまい、発病のごく初期に見られるごとく身近な人物のほとんど雑音にひとしい表情筋の動きに重大で決定的な意味をよみとり、それにしたがって思い切った行動に出る。また入力の変化から将来の傾向を鋭敏に予測し、過渡的現象も見のがしはしないが、時とともに出力の変動は入力の変動を反映しなくなり（現実吟味性の低下）、エネルギー的にも低下、増幅力も維持できず、不安定になる。このあたりは分裂病親和者の疲れやすさ、あるいは分裂病者のポテンシャル喪失を想わせる。晩発性治癒が問題となって以来（事実は古くから知られていたが）、分裂病的変化を、理論的には可逆的変化であるが、なかなか回復のエネルギーをとり出しにくい構造と考えねばならなくなってきたけれども、微分回路の欠点はおおむねこれに対応するモデルとなるように思われる。「適当な入力を与えつづける」には具体的にはどうするべきかなかなか言いがたいが、少なくとも単調な日常生活はほとんど入力ゼロ、すなわち一種の情報に関して「干《ほ》しあげる」状態に置くことであり、出力の絶対値低下と現実対応性の低下を強化するだろう。ナウムブルクの「なぐり描き法」をはじめ絵画療法でよくいわれることだが言語治療でも事情は同じで、治療には患者にとって不安を伴わない〝快い意外性〟が必要なのも、このことと関係するかも知れない。メモリーが生きないのも、「経験を生かす」能力の乏しさというH・S・サリヴァンの指摘と対応するかもしれない。

逆に「積分回路」は、過去全体の集積であり、つねに入力に出力が追いつけず、傾向の把握にむかないが、ノイズの吸収力が抜群である。両者を対比すれば、前者の特性がいっそうよく浮き彫りされるだろう。**

兆候空間＝微分（回路）的認知の優位は、系統発生的に古型であることをすでに示唆したが、人類史においても最古の段階である狩猟採集民においてもっともその長所を発揮できていたのではないか、と考えられそうである。事実をみよう。

＊　起こっているものは微分（回路）的認知の前景突出と相手の初動にふりまわされる事態である。このように微分（回路）的認知の卓越と（通常の）比例回路的認知の卓越とがみごとに交替する例はさすがにそう多くはない。しかしどんな人でも、たとえば山で道に迷えば微分（回路）的認知はたちまち前景に突出してくる。たとえば、正しい下山道をほのめかす、かすかな兆候。ことばの通じない外国でも同様で、とくに不本意な場合に著しく、第一次大戦でドイツのロシア人捕虜集団が、自分たちの知らないドイツ語を、処刑を合

議しているロシア語ととってパニックを起こしたことは有名。リュムケが一九四〇年代にこういうことを盛んに言っていたのも、「ナチス占領下のオランダ」の重苦しい雰囲気と無関係でないかもしれない。そのリュムケの指摘する場合は私の例よりさらに十分の一から百分の一の時間であるが、その持続期間は微分的認知の「単位時間」に近い期間といえまいか。人間には一瞬間ならばいかなる想念も起こりうるだろう、ちょうど踊り子が、一瞬間ならばいかなる姿態もとりうるように。

** 分裂病親和者の失調のときに積分（回路）的認知のシステムがどうなるかも、興味ある問題である。ただ「過去全体の集積」が乏しかったり、悪夢的であったり、過去を意識するとパニックになったりして、現在と過去の照合がうまく作動しないという弱点が予めありがちであろう。それを前提として、危機的な現在を厖大（であるべき）過去の集積のなかに吸収する力が比較的急激に麻痺する。さらにこの集積が決潰する。微分的な認知が徐々に失調するとすれば、積分的な認知は突如麻痺する。サリヴァンのことばでいえば、システムとしての「自己」の解離維持能力の突然の麻痺とともに分裂病は始まるのは、この事態を指しているのであるまいか。

2 狩猟民的な認知特性

われわれが知る現在の狩猟採集民たとえばブッシュマンは、長年にわたり農耕牧畜民の圧迫をこうむり次第に沃野から駆逐され、さらに近代国家の「自然保護地区」——当然、狩猟獣に富む地域——からの実力による排除によって絶滅に瀕しており、かつて人類の主流であったおもかげは今はない(8)。それでもなお、彼らが三日前に通ったカモシカの足跡を乾いた石の上に認知し、かすかな草の乱れや風のはこぶかすかな香りから、狩りの対象の存在を認知することに驚くべきである。ブッシュマンは、現在カラハリ砂漠において、彼らに必要な一日五リットルの水を乾季にはほとんど草の地下茎から得ているが、水分の多い地下茎を持つ草の地表の枯蔓をそうでない草のそれから識別する能力にもまた驚くべきである。要するに彼らの兆候＝微分（回路）的能力に驚くべきである。苛酷な条件下にもかかわらず、彼らの一日の労働時間はたかだか八時間で、多くの時間を木蔭の涼しいところで過ごしうる。持続的な権力者はなく、派閥的な闘争もない。獲物の配分は狩りに貢献した者本位にルールがあり、要するに複雑な権力組織を展開していない。

これと対応して彼らの知識と技術はきわめて一身具現的であり、動植物、地理について具体的、詳細正確である（わざわざ「野生の思考」と言うを要しないほどである）。われわれはおそらく、もっとも古型の農耕社会（たとえばニューギニア高地民）においても片隅の見栄えのしない位置なら与えてもらえそうであり、また与えられれば生きられるだろう。しかしブッシュマンやピグミーの永続的な仲間となる能力は全くないであろう。

中央アフリカの大地溝帯において、自然保護地区より追い出され、半砂漠的な斜面での農耕を強いられて飢えつつある元狩猟民イク族の現状は、その十年前を知るアフリカびいきの人類学者C・M・ターンブルを慨嘆させる態のものである。かつての陽気な狩猟民は、二重に枯茨の壁で囲んだ家に生き、外来者には入口に固定した槍が待ちかまえ、排泄も死体の処理もほとんど行なわず（まるで嫌人自閉の部屋だ）、強者は弱者の見つけた食物を先に行って奪い、夫婦の間でも、持ち帰った食物の分与はなく、子供はヒヒの食べ残しを求めて生きる。しかし今日のイク族が一つの「倫理」に従って行動していることもまた間違いないと私は思う。清潔の倫理も、相互扶助の倫理も（老人を除いて）放棄された。しかし『神曲』地獄篇に残るウゴリーノ伯、「難破船メドゥサ号の筏」から、第二次大戦のニューギニア、フィリピンにおける極限状況と異なり、そこには殺人も食人もない。派閥に分かれての権力闘争とその結果としての多数派による少数派の圧倒と虐待もない（狩猟採集民文化は恒久的な権力装置を持たず、そのため最近ようやく政治学の対象とされるようになった文化である）[9]。ターンブルの嫌悪にもかかわらず、イク族の「倫理」は「世界の究極の無関心に対して開かれたやさしさ」を感じさせる――少なくともカミュならばそう言うであろう。

ターンブルのイク族誌は、向精神薬が到来する以前の巨大精神病院の雰囲気にどこか似通うものを持っていないであろうか。かつて私は実地研修生としてその一つを見学したが、明治時代に設立された病院の慢性病棟のなかを歩んだとき、そこには海底の静けさが領していた。人々は稠密に、しかし一定の距離を置いて佇立していた。われわれの一行が通過すると道はおのずと開かれ、われわれの背後で再び閉じた。私はゆらめく海藻の林を歩む印象を抱いた。帰途、郊外電車の客たちは昼下りのけだるさに身を任せていたが、彼らの存在はほとんどぎらぎらした欲望の塊のごとく私の目に映り、その熱気はほとんど直接に私の面を打ったのである。

今日でもわれわれは、患者たちの無形のこの種の「協力」に支えられてはじめて、精神病院がある安定を保ち得ていることを思いみるべきであろう。もし代わりにいわゆる健康者を同数同じ状況に置けばおそらく修羅場が現出するであろう。

試みに、かつて私が執着気質を歴史的に位置づけるのに用いた手法（次章参照）を適用すれば、狩猟採集民においては、強迫性格もヒステリー性格も循環気質も執着気質も粘着気質も、ほとんど出番がない。逆にS親和型の兆候性への優位（外界への微分〔回路〕的認識）が決定的な力をもつ。ここでは「現実から一歩遅れてあとを追う」（ミンコフスカ――粘着気質者についての表現）ことであれ、「自縄自縛《インクルデンツ》」（テレンバッハ――執着気質者についての表現、訳語は木村敏による）であれ、遅れるものに用はなく、つねに現在に先立つ者であることだけが問題なのだ。

彼らは一般に貯蔵をしない。少なくともそれは彼らの主な関心事でない。彼らの持物は、苛烈な「所有」というよりも、いわゆる「周辺存在」――好みや馴染みが自然に身辺にあつめたもの――といったほうがよいだろう。配分についても、彼らの単純な政治構造のゆえに、分け前は狩猟者を中心に貢献度に応じて彼らの精密な解剖学的知識によって分けられる。ここに介入すべき権力構造はない。さらに重要なことだが彼らはみずからを万物の王と考えていない。ギーディオン[10]は旧石器時代狩猟民の美術の分析を通じて、当時の人類が個別的性能はいずれも他の動物に劣ると考えていたこと、神信仰の生成はまさにこのフィーリングが消失したときにはじまることを主張している。いずれにしても今日の狩猟採集民にも複雑な宗教体系がなく、簡単なタブー（たとえばブッシュマンにおいてコドモだけがカメの捕食をゆるされるといった合理的タブー）のみのあることは、説明に難くない。

ここで、今日の分裂気質がただちに考えられてはならない。分裂気質とは、ちょうどかつて身体闘争などにおいて合理的な意味をもちえた高血圧が、今日の心理的圧力の優越した世界では単なる病気に転落したように、かつての有理性の大方を失い「少数者」に転落したS親和者が、みずから に馴染めない世界のなかでとる構え——私が発病論においてみたところでは堅く剣を構える姿勢にたとえうる、それゆえ〃不意打ちに弱い〃「無理の状態」(11)である。

私は少数者といった。それは必ずしも人口的な百分比を意味しない。私がいう多数者性は、執着気質者の記述がほとんど職業倫理のことば、またその少なからざるものが職業的美質とされることばで語られ、「執着気質的職業倫理」(次章参照)の抽出さえ可能であったことと対応し、少数者性は分裂病気質者の記述が一つの倫理を構成せず、分裂病者の記述は少なからず倫理的に中立的でない、ほとんどあらわに負《マイナス》の意味を帯びた形容詞によって飾られることと対応している。それゆえ、うつ病者はあまりにも容易に社会に復帰し、そして再発をくり返すのに対して、分裂病者の社会〃復帰〃(はたして復帰であろうか加入であろうか)は多くの壁をのりこえねばならず、その最大の壁が「強迫的なるものを身につけること」の成否にあり、これはまことに彼らにとってヘラクレスの業である。それにもかかわらず、多くの社会復帰事業は、分裂病経過後の、いわば鎧の糸の(少なくとも一旦は)ほころびた分裂気質者を執着気質者に仕立て直すことをめざしている。

分裂気質者といわず、強いていえば原分裂気質者という含意で私がS親和者の名を用いる理由を了解していただきたい。

おそらく採集者であった最古の人類も今日の採集者と同じく、兆候的なものに敏感であることが優位を保証したであろうことは、今日の子供の「発見遊び」におけると変わらないだろう。

それればかりか、そのような最古層の採集者は狩るよりもまず他の動物に狩られうる存在であったろう。今日のブッシュマンもライオンに対しては狩る立場にない。もっとも今日の彼らは主に白人やバントゥー族によって狩られる存在であり、彼らがいかによく身を隠すかは文化人類学者の記述に明らかなところである。逃走のとき、微分（回路）的認知はもとより、不安もその伝染力によってきわめて有理的であったろう。不安はほとんど不快な匂いのごとく、しばしば不安になった者から他を遠ざける（リルケの小説『マルテの手記』に不安を臭気として感じる一節があった）。結果的に集団は散開し、捕食者に捉えられる個体は減る。逆に凝集塊をつくることもあって、これまた有理的である（各々、イギリス―ハンガリー出身の精神分析家バリントの、フィロバティズムとオクノフィリアという対立概念に対応するというべきか）。分裂病者特有といわれるある種の匂いは人間が不安なときに出す警戒フェロモンであるかも知れないという主張がある。実際、分裂病者であろうとなかろうと私は不安になった人がたちまちその種の匂いを放つのを直接経験している。それは快い匂いでは全然ないが、不快でなければ警報の意味をなさないだろう。不快は相互の距離をとらせる。相互の距離をひらいて散ることは、第二次大戦初期イギリス護送船団のとった戦術であるが、単数あるいは少数の攻撃者・捕捉者に対して一般に有理的な集団行動である。なお、安永浩[12]の分裂病論であるファントム理論における比喩が、まず、狩られるカモシカの立場に身を置いての、トラとカモシカの関係であることに注意したい（カモシカはトラから時空的に遠ざかるように行動する。トラならば逆であろうが——）。

おそらく狩られるものから狩るものへのヒトの転化——それは狩猟獣の模倣からはじまったという臆説がある——とともに、新しく「願望思考」が登場する。アルタミラの洞窟をはじめとする旧石器時代狩猟民の絵画は、獲得すべき獣をすでに描いておくという「願望思考」によって説明されている。願望思考はおそらく思考の起源であり、最初の思考は願望思考であったろう（今日の政治経済的思考の多くはなお願望思考であるし、科学さえ全くそれをまぬがれているとはいえない）。

願望思考とともにS親和型の原型に新しい不安定要素が加わる。兆候空間的＝微分（回路）的認知においては、不安がときに $t=0$ における完全微分（回路）性を追求させ相手の初動にふりまわされるようにするが、この危険に比しても願望思考は、格段に大きな——そしてみずからの陥っている事態の自己認知の困難な——不安定要素である。願望思考は、増幅度を任意に上下させることに比すべく、予見性の正確さ、現実吟味性に対して、著しく妨害的である。もしここで不安と結合すれば不安定性は無制限に拡大しうる。なによりもまず、不安と願望思考はさきに述べた厄介な「内部に発生する入力」である。さしあたりわれわれはノイズとしてしか扱えないだろう。微分（回路）的認知能力では、かりに対処できるとしても外部入力に比してはるかに困難であり、また二次的擾乱の発生のおそれが予想できる事態である。たとえば、一種の内部入力としてわれわれの身体内部に日夜発生する微小な漠然とした感覚に対して、われわれはいかに困惑し、誤って解釈することか。

力にある大動物に挑んだ氷河期の狩猟民に大規模な願望思考的描画が発生したことは、バントゥー系諸族によってカラハリ砂漠に圧迫される以前、わずか二、三世紀前のブッシュマンが、巨大狩猟獣の豊かなサヴァンナ地帯に多数の岩石画を残していることに類比さるべきであり、今日のブッシュマンがもはや描画を忘れ、また日常にほとんど願望思考を残さないかにみえることと対照されよう。

3　農耕社会の強迫症親和性

しかし、大規模な変化は、いかに原始的なものであれ、農耕牧畜とともに起こったというべきである。

〝今日なお旧石器時代に生きる〟ニューギニア山地民(13)の生活にわれわれの肌に馴染む親しさがあることは、彼らと共に暮した本多勝一の生活体験の語るところであり、また、全く欧米文化と接触がなかったといわれる同地山地民の写真集は一瞥ただちにわれわれに強烈な感銘を与える。整然たるタロ芋畑、そのみごとな畝、それをめぐる水路、水路建設の共同作業、精巧な網袋作製の技術、村境にかかるおどろおどろしい仮面、火の祭儀、そして死者の一、二人を出して終わるところの村境の「戦いヶ原」における真剣な隣接部族との定期的戦争。整頓、清潔、少なくとも清潔化《きよめ》の儀式、整序された世界の裏側にうごめく魑魅魍魎《おばけ》の世界とそれへの呪術的干渉、そして間歇的な攻撃性の奔騰、権力の支配と秩序——これはまさに強迫症の構造そのままである。「文化にひそむ不快なるもの」(フロイト)は、もっとも早い農耕社会とともにすでに成立したというべきであろう。

狩猟採集民の時間が強烈に現在中心的・カイロス的(人間的)であるとすれば、農耕民とともに過去から未来へと時間は流れはじめ、クロノス的(物理的)時間が成立した。農耕社会は計量し測定し配分し貯蔵する(14)。とくに貯蔵、このフロイト流にいえば「肛門的」な行為が農耕社会の成立に不可欠なことはいうまでもないが、貯蔵品は過去から未来へと流れるタイプの時間の具体化物である。その維持をはじめ、農耕の諸局面は恒久的な権力装置を前提とする。おそらく神をも必要とするだろう。

狩猟採集民が全く宗教を持たないとはいわない。しかし一般に複雑な祭儀は彼らのものではない。おそらく他の動物たちに劣等感を抱きつづけていた時代の採集民は神を必要としなかったであろう。狩られるものから狩るものへの転化とともに、今日も一部のブッシュマンの信じる「犠牲となった獣たちの天国」が考想されたのかもしれない。

しかしなお、今日のピグミーにとっても森は無限の贈与者であり両義性なく彼らを包んでくれる子宮のごときものである。同じ森が山地農耕民にとっては敵対者であり、焼いて畑をつくるべきもの、しかし、油断すればただちに畑を再び侵食し蔽いつくすもので、恐る恐る外から眺めるおどろおどろしいもの、なにが出てくるか判らないものである。この感覚はとうてい、「森の精通者」であるピグミーには理解できないであろう。一方、耕地は「母なる大地」ではあろうが、農耕民はこの「母」を傷つけて作物を栽培し、また穀物神を殺害して作物を奪い取らねばならぬ。地母神、穀物神は両義的存在であり、その怒りはなんとしてでもなだめねばならず、浄めの儀式が必要となる。浄化は強迫症の代表である。これには否認あるいは取消しという機制が動員されている。

要するに狩猟採集民は自然の一部であるが、農耕民はすでに自然から外化され、自然と対立している。焼畑農耕民の自然破壊は今日なお工業と並ぶ厖大な煙を発生させている――人工衛星からみれば大洋を隔てた隣接大陸まで棚びいているらしい――が、単純な量的破壊ばかりが問題ではない。五島列島を除いて、わが水田が四角形なのは貯水の自然に反しており、収穫の計算可能性を優先させたためだという（四角な水田の強迫性！）。西欧の魔女狩りも、森の文化と平野の文化との対立が関係しているようだ（第三章参照）。

農耕民の世界が強迫的であることは、むろんその成員が強迫症者であることを意味しない。むしろ、小動植物の狩猟採集が人間のなかからS親和性を抽出し、狩猟獣に倣《なら》っての大動物狩猟がそれに願望思考――偏執症の特徴――の色調を添えたように、農耕（と牧畜）は人性のなかから強迫性を引き出したというべきである。ここで、失調した強迫症個体が直ちに生み出されなければならぬのではない。精神科医は哲学者ほど立派なフクロウではないが、やはりヘーゲルのいうごとく黄昏《たそがれ》に飛ぶ。精神科医の手にかかるのはある性格気質、生き方の末期であろう。さし当りは狩猟採集民においてはみずからを顕在化する場所のなかったヒトの強迫性に、むしろ今こそ出番が回ってきたことである。

私はここで人類が狩猟採集段階から山地農耕段階へ進み、いくつかの中間段階を経て工業化社会に至るのが進化だと考えているわけでもなく、その逆に狩猟民を美化するつもりもない。言えることの一つは、技術の一身具現性においては最古の段階がきわだって卓越していることで、現代はこの一身具現性を犠牲にしてかつての身体の持つ技能性をことごとく外化させた（だから、裸のわれわれはどうしようもない抜け殻的存在だ）。しかし、この過程、戦争を生み階級を生み地球表面の大規模な破壊を行なった過程は、はたしてホームランであるのかホームランとまがう大ファウルであるのか。人類はいくつかの本質的倒錯をへて人間となったのであり、ヴァレリーの『ロビンソン寓話』によれば一種の（自然界の）贅沢、倒錯、逸脱であって、この大いなる倒錯に比すればあるいは分裂病の〝倒錯〟など問題にならぬかも知れないことを、稀れには思いみてもよいであろう。

また私は支配の発生を単に個人消費をこえた生産過剰にみるものではない。生産の過剰と同じく過少も、いな、おそらく過剰と過少との激烈な交代こそが、むきだしの支配と苛烈な階級制度を発生させ助長することは、二十世紀の歴史を体験した者にはもはや明らかであろう。

とにかく関門は農耕と貯蔵の成立にある（現代はいまだに農耕牧畜社会であると言ってよいかも知れない。かつての村の鍛冶屋こそ巨大に肥満して大工業となったが、ロシアや中国などの巨大農耕社会さえ食糧問題は半持続的危機にあり、それに対して工業はなすところを知らない）。

また両者の差はいわゆる社会発展段階の相違でもないであろう。二十世紀のエティオピアは、ニューギニア山地民よりも〝近代的〟であると大方は考えられるであろう。エティオピアが発展史観のどの段階に位置づけられうるかは知らないし、われわれは誰も、近々数年間に米ソの角逐のあいだに急速に変質しつつ、さらに近づきがたいものとなった元帝国について多くの資料を持っていない。ハイレ・セラシェ帝の統治下にその実状を書いた者は、ジョン・ガンサーでさえもエティオピアお構いとなり、国連の統計は皇帝政府の報告する数値の批判をはばかってそれを鵜呑みにしつづけていた。しかし、戦後の約二〇年間、このアフリカ唯一の、独立をほぼ全うした国、欧州の一国（イタリア）を一度は独力で降伏させた国は一時期わが国に好意的であり、宮廷の女官や医師をわが国に仰いだため、少数の日本人が一般人としてこの社会を経験している(15)。それを踏まえて推測するのだが、エティオピアは私の知るかぎりもっとも非強迫的な社会であったのではなかろうか。日本の女官は、エティオピア宮廷の女官たちがテーブルに平行あるいは直角に食器を並列できないことを知能の低さに帰しているが、*エティオピア文化の諸相をみると、そのような強迫に何の価値をも認めていないためで、知能や酸素不足と無関係なことが明らかとなる。ついでに言えば、逆にもっとも強迫性の高い文化の一つはヴェトナム平地民の文化であろう。この紅河とメコン河の二大デルタ地帯の農耕民——元来、南中国に発するが——の強迫的な完璧追求は、ヴェトミン軍の、タイヤの刻み目のような形に行なう道路破壊——それゆえ自転車は通行でき戦車はできない——や、レールをジャングルに持ち帰り、土堤を崩し、まわりの水田と同じ高さにして稲を植えて帰る鉄道破壊から、南ベトナム露天商の玩具の精密な並べ方まで、枚挙にいとまがない。

逆に反強迫的エティオピアでは戸籍もなく結婚届もない。したがって、外人以外に対する殺人は、加害者・被害者の実在性（！）が問題となり、現行犯以外は見逃されてしまう。あらゆる領域で見せかけ、みかけ倒しがまかり通る。病院は建設されれば、内部にも何もなく誰も働いていなくても病院であると見なされる。名刺にいかなる称号を刷り込んでもかまわない。病院の光電比色計はとんでもない数値を出す――セル（試料を入れる石英ガラス器）を洗う意味を認めず、いやそもそも正確な数値の意味を認めないからである。しかし不潔さは血中免疫グロブリン量をスウェーデン人の十倍に保ち、はだしである限り、そこに寄生する菌の刺激がつくり出す免疫蛋白に守られて彼らは意外に健康である。言語的な伝達に信を措かないこの社会の人々は、しかし、一瞥にして相手の信頼性を正確に把握秤量する比類ない直観力をもち、生のよろこびは、徹夜で踊り、ついには乱交するコーヒーハウスの夜々にある。わが国人からみれば怠惰とだらしなさの極致だろう。しかし、彼らの価値とするものは別のところにあり、生の甘美さもまた別のところにある。それを象徴するのは、一本の木から切り出され、一個の製作に数ヵ月を要し、もっとも幾何学から遠く、もっとも坐り心地のよい椅子である。ある場合には彼らの軍楽隊のように、衒奇《マニエリスティック》的なまでに真剣となりうるのだ。

しばしば外国人もこの国の魅力の虜《とりこ》になる。いかに尊大な構えも誇大的な自称も、許されることが魅力の人もいれば、また「女性のういういしさ」（それは処女も娼婦もかわらないという）に魅力を帰する人も、あるらしい。しかし外国人は長く住むと思考の輪郭はぼやけ、いっさいが茫漠としてくるようだ。これはエティオピア高原の酸素欠乏に帰せられる。しかし多くの中南米都市はアディスアベバよりはるかに高所にある。むしろあらゆる強迫性の欠如が一種の感覚遮断に似た状態を起こさせるのではあるまいか。われわれの社会は強迫的なものを大気のごとく呼吸しており、家庭と学校とを問わず教育なるものはとりわけ強迫性の緊縛衣を上手に着せようとするアプローチに満ちみちている。整列、点呼にはじまり、忘れ物調べと学校の日々は続く。

おそらくエティオピア社会は、その肥沃な黒土の上に生える野生種のテフ（カゼクサの類）の種を採取して主食とし、肉はカラシを塗って生食するという方法によって、農耕社会にはいり込まずにすんだのであろう。コプト教会の重圧もメネリック、ハイレ・セラシェ両皇帝の近代化の努力もその基本的性格を変えなかった（ガンサーによればハイレ・セラシェはある時期までスウェーデン人の大臣を雇って支配し、軽犯罪の裁判はおろかエティオピア航空のダイヤまでみずから組まねばならなかった孤独な独裁者であった）。この稀有な社会は東アフリカにおける米ソ覇権競争の結果破壊されつつあるが、ニューギニア山地農耕民よりも古型の、かなり大規模な社会、反強迫性社会であることは記し残す価値があるだろう。おそらく今の分裂病患者にとって最もくつろぎを感じうる社会、今の分裂病者もそれと認知されにくい社会ではあるまいか。

強迫的な農耕社会の成立とともに、人間は自然の一部から自然に対立する者となったとは複数の人々の指摘するところだが、私はそれと同時に分裂病者が倫理的少数者となったと言いたい。このときからS親和者は、社会にみずからを押しつけようとすれば、「上」へ向かうより他はなくなったようだ。古くは王、雨司、呪医、新しくは数学者、科学者、官僚などに。当然、多くの失調者が予想されよう。ビンスヴァンガーが分裂病者のおかれている事態を形容した verstiegen とは「進退谷《きわ》まるところにのぼってしまう」意というが、彼らの逃げ道は上にしか開かれていないのであるまいか。

ここで、〝非定型精神病〟を周到に培養発症させることによってS親和者が分裂病となることを回避させるという意味をシャーマニズムが持ちうることに注目したい。それはあるいは失調を起こしはじめた時期における人類社会の自己治療の試みであったかも知れない。「生得のシャーマン」となる生涯は、人々の群から離れていることや森のほとりに独りいることを好む子供に、シャーマン集団がそっと目をつけることから始まる。その子が思春期に達したとき、集団は彼を勧誘し〝シャーマン学校〟に入れる。そのカリキュラムは幻覚能力、同時に二カ所に存在する能力、空中飛翔能力、俗界冥界間の往復能力、トランス（脱我）に入る能力等々をさずけ、同時にトリックの使用法を教える。シャーマンになる道にはもう一つあって、シャーマンに治療を受けて治った者であるが、シャーマンは些細な、あるいは局所的な疾患は治療の対象としないから、この者は大疾患とくに精神病から治癒したものといってよい。

かつてシャーマンを生んだ狩猟民社会は現在、西欧社会との接触においてアルコール耽溺を大量に生みつつある社会である。また伝統的農耕社会が、おなじく西欧社会との接触による急速な文化変容において発生させる精神異常は、主に非定型精神病の範疇にはいるものであって、これは酩酊親近的な意識変容を伴う状態である。出口なを(16)を生んだ明治十年代は、少なからずこの種の精神疾患の一村多発をみた時代である。両者には文化変容における反応という類似性と対比性がある。

個人の人生においても、急性精神病挿間が一つの節《ふし》となって首尾一貫性の破綻をそこにしわ寄せして救い、新しい生き方に再出発させることがあるが、それに似て、非定型精神病の多発によって文化変容期が特徴づけられる社会は、わが国のごとく被害者から加害者に転化しうる相対的に「強い」社会である。アルコール耽溺に陥る社会はこの活力の更新をもちえない、よりひ弱な社会であるようだ。イク族やブッシュマンを追いつめる者はこの「相対的に強力な」スーダン軍の戦車であり、バントゥー系カフィール人の奴隷使用牧場主である。われわれは第三世界を一律に眺めて、やや感傷的になりすぎるようだ。東部辺境のナガ族を討伐するインド軍のジェットパイロットも、自然保護地区の設定によって狩猟民を飢餓に追いやる東アフリカ諸国の官僚・軍人も、ピグミー族の存在を恥として外国人にみせないカメルーンのエリートも第三世界に属する。その先達は、明治開国の数年後にはやくも軍艦雲揚号を派遣して、ソウルの外港仁川の港外にあり蒙古占領時代の旧都たりし江華島を砲撃し、また台湾に兵を揚げたわが国である。

ただし農耕社会の成立後にも、S親和者の言動特性が倫理的に正の値を帯びることはある。一般に非常時か特殊な職業倫理である。それに限るといってさえよい。ただ、そのようなものとしてS親和的倫理が近代にも大きな力を持ったことは言っておかねばなるまい。

＊ 兆候＝微分（回路）的認知優位者にとっては、乱雑さのほうが「アクセス性」が高い。散らばった本はわずかな端でものぞいていれば一瞥ただちに取り出せる（整然とつみあげた本は、わざわざ番号か標題を読んでゆかねばならない）。

4 近代と分裂病親和者

近代は大航海時代とともに幕をあけるが、職業倫理として航海者――とくに孤独な決断者としての船長、艦長――の当為を洗練させたのは、プロテスタント諸国、とくにイギリスとオランダであった。

それに先行するスペイン、ポルトガル艦隊を支えた倫理はなお騎士道であったように思われる。もとより崩壊期の騎士道――風車に象徴される貨幣経済に適合しようとする農村の、すさまじい構造変化のなかにあるドン・キホーテの時代の騎士道である。スペインの風車がオランダからの移入物であることを思い合わせるとき、ドン・キホーテの含蓄はいっそう深いであろう。荘園的基盤を掘り崩されたこの時期の騎士たちは、まさに掘り崩した当のものである貨幣取得のために、あるいは騎士道を宗教界に移して再建したともいえるイエズス会の伝道師として、あるいは荘園制度を中南米の天地に再建しようとして、時には端的な戦争技術者として、海の彼岸に活路を求めた（セルバンテスはキリスト教国と回教国の最後の決戦であるレパント沖海戦に兵士として参加している）。十八世紀のほとんど浮浪化した騎士ベニョフスキーすらカムチャツカから盗んだ帆船によって脱走し、途中ベニョフスキー事件でわが国を騒がせ、最後はマダガスカルの王として死ぬだけの長途の航海能力があった。しかし、彼らは基本的には地中海における中世航海者の技術蓄積のうえに乗り

――コロンブスもアメリゴ・ヴェスプッチもイタリア人である――、船長はなおいくぶん水先案内人の性格を残していた。なるほどヴァスコ・ダ・ガマはポルトガル人であるが、インドへの道の後半はその水路を熟知していた中世アラビア人の水先案内人に頼ってゴアに到達している。

たしかにイベリア二国は、西インド航路のために巨大なガリオン船や軽快なカラベラ船を開発したが、それを考えに入れても、近世イギリス、オランダの航海術をその他から分かつものは、これが普遍的な航海術であるのに対して、残余はヴェニスの東地中海、ハンザ同盟のバルト海あるいは北海、スペインの西インド航路とそれぞれの航路に卓越した航海術、いわば地方的航海術にとどまる点である。

十七世紀末から十九世紀中葉までの帆船は、それ自体にほとんど技術革新の余地がないほど洗練の極にあった。一七〇〇年代に作られた英国海軍の戦列艦の一部は実に二十世紀初頭まで使用されている。この帆走艦は原子力船と同じく一度出港すれば数カ月間補給なしの航海に耐えた（十九世紀における「化石燃料」の使用とともに艦船の航続距離は短縮され、全世界に貯炭場を設けえた英国《ブリタニア》のみが「波を支配」しえた）。このような帆走艦船の成立には風上に向かって間切る技術をはじめ、数学、光学、天文学、地理学、クロノメーター等における広範な技術革新を必要とし、それはまた今日のロケット技術に比すべき波及効果をもった。産業革命以前の科学技術の最大のインセンシヴは航海であった。

と同時に、プロテスタンティズムの倫理の一つの枝として、と言ってよいと思うが、船長という存在を、ときには「部下を冷然として死地に投ずる」船上の全権者とし状況のなかでひとり刻々の決断を強いられる者とした。この倫理なくして普遍的な帆船航海術はありえなかったであろうことも、技術革新と同等の比重で注目されねばならない。帆船は荒天下においてできるだけ風下側の岸から距離をとらなければならないが、このことは若き日に航海者であったハーマン・メルヴィルが好んで語るごとく「甘美さを以て招く安全な岸の誘惑に抗さなければその下の岩礁で破滅する」として禁欲と孤高の倫理の好個の例となった。

この職業倫理はさまざまな形をとり、近代の少数者の、指導者の、非常事態の倫理の一系譜を生んでいる。近代英国貴族の noblesse oblige でもよい(そのもとに英国青年貴族の半ばが第一次大戦に倒れた)。キプリングの「白人の重荷」でもよい(そのもとにたとえばセシル・ローズが南アフリカを征服した)。シュムペーターの、「資本家」と対置される、「たえざるイノヴェイションの原動力としての経営者」でもよい(そのもとに経営者革命が夢想された)。サン＝テグジュペリの「飛行士」あるいは彼の『城砦』における「部族指導者」でもよい。カミュの「世界の不条理の毅然たる反抗者」でもよい。——第二次大戦下にチャーチルがその国民に訴えたのはこの倫理であり、その志をほとんど体して国策作家C・S・フォレスターがつくり上げた「ホレーショ・ホンブロワー」像は(独創性からいえば十九世紀初頭の大衆海軍小説「ピーター・シンプル」を彷彿とさせるほどのものとはいえ、否おそらくそれゆえに)この倫理を血肉化したものとして、平和時の「シャーロック・ホームズ」に匹敵する影響力があった。自己の人間的弱点への敏感さ、上司・部下に対する対人的距離の周到な測定と対人的な鎧《よろい》の完璧性、心理的・肉体的困苦への耐性とその計算された誇示、かすかな兆候への感受性と予想される事態への先取り的対処、きわめて複雑な状況の解読、そして自らの置かれた状況とそのなかでの自らの姿に対する突き放した観察からくるユーモア、それらは生ま身のネルソンあるいはその時代の海将たちといかにかけ離れているにせよ、見通しの乏しい状況において一つの有効な通俗道徳たりうる。この倫理下にも人は努力するが、むやみに勤勉であったり、愛他的であったりはしない。禁欲はむしろ他者と共有する人格の個別的欲求にむけられ、発想の原点が自己にあることは決して失われない。端的に、「人格などは氏神の階級に属するものだ」と嘲笑してひたすら〝純粋自我〟の追究に生涯を費やした詩人ヴァレリーはその一つの極であろうが、彼が若き日海軍士官を志し、その挫折を終生憾《うら》みとしたことは、当時のフランス海軍が格別栄光ある存在でなかっただけに、興味がある。

この倫理は一見、近代西欧の栄光を飾るものと見られるかも知れない。しかし実はむしろ、いかなる文明も恒久の安全を保障されていず、「エラム、ニネヴェ、バビロンが美しい名（のみ）となったように、現にルシタニア号が美しい名であるように」（『精神の危機』）滅びうるものであり、文明の全面的危機が少なくとも間歇的にある種の人々の目には明証的となるために存在しえた倫理であろう。

奇妙なことは、無事平和のときには「隠れて生きることを最善」（デカルトの座右銘）とするS親和者が、非常時ににわかに精神的に励磁されたごとく社会の前面に出で、個人的利害を超越して社会を担う気概を示すことである。この「励磁現象」は史上数限りなくある。私は、サリヴァン(17)についてこのことをやや詳しく述べたが、ニュートン(18)もまた名誉革命に励磁されて国会議員となった一人であり、彼の物理学者としての活動はその時点で実質的に終わっている。ラッセルの諸活動はなお人々の記憶に新しいが、ラッセルが若き日に知的刺激を受けたライプニッツを「すぐれた知性の持ち主ながら王侯に取り入る人格成り下れる者」(19)と罵倒しているのは、ほとんど近親憎悪に近い曲解である。なぜならライプニッツの努力は新旧両教会の和睦と統合にあり、それは十七世紀当時において、二十世紀のラッセルが直面した米ソ両大国の対立に等しい世界的大問題だったからである。

しかし、S親和者を「世直し」を唱える者として、「立て直し」路線に立つメランコリー親和者(次章参照)と対照させうるにしても、現実の世直し——革命——がS親和者によって遂行されるとするのは単純にすぎる。彼らのなかには革命の予言者もあるが、破局の予感に満ちみちつつ体制を守らんとする者もある。ただ、いずれにしてもS親和者が「歴史に選ばれた」気質の持ち主として行動するのは、問題解決者としてでなく主に問題設定者である。彼らは杳《かす》かな徴候から全体を推定し、それが現前するごとく恐怖しつつ憧憬する。さきに述べたベニョフスキーの流言はそれまで好事家的に蘭癖を楽しんでいた江戸の知的少数者を震撼させ、彼らを化して警世家とさせた。モリソン号の漂着は、蛮社の獄を惹き起こす。もとより一船長のモリソンを英国海将モリソンと同一視するのは今日からみればいかにも早とちりであり、「英国艦隊の日本進攻迫る」と叫ぶのはさらに現実離れといえるかもしれない。しかし、アヘン戦争が中国よりも日本をはげしく震撼させ、知的選良の兆候優位的な予感感覚が極度にとぎすまされていたことの傍証にもなるだろう。

もしこれをわが国の「黒船コンプレックス」に帰するなら、それは誤りである。それに対応して「白船コンプレックス」ともいうべきものが存在した。一八九四、五年の日清戦争は二十三歳のヴァレリーを震撼させ、（主人公を中国人としているが）「日本の白い艦が黒煙を吐きつつわれらの湾をかすめる」悪夢的光景が彷彿とする（ペリー代将のフリゲート艦が黒色塗装であったのに対し、明治初期の日本軍艦は白色に塗られていた）。彼はまもなく「日本、ドイツ、イタリアが将来、科学で武装してヨーロッパ――とは彼にとってほとんどフランスとイギリスである――を攻撃する」予言をする。第二次大戦の半世紀以前である。

しかし、このように枚挙し来たっても、S親和者の言動のうち、たとえ「少数者の倫理」としてでも倫理化されうるものは、ついに現象形態の全スペクトルのある一部にすぎず、基本的なものはおそらく倫理化を超えたものであろう。

分裂病者の社会「復帰」の最大の壁は、社会の強迫性、いいかえれば強迫的な周囲が患者に自らを押しつけて止まないこと、である。われわれはそれを日々体験している。われわれは社会の強迫性がいかに骨がらみかを知っており、その外に反強迫性的ユートピアを建設することはおそらく不可能である。ただ言いうることは、私がかつて分裂病者の治癒は「心の生ぶ毛*」を失ってはならないといったが、実はそれこそは分裂病者の微分（回路）的認知力であり、それが磨耗してはすべてが空しいことである。少なくともそれは、分裂病者あるいはS親和者から彼らが味わいうる生の喜びを奪うであろう。

＊　たまさかの治療場面で、治療者が感じる、慎しみを交えたやさしさへの敏感さにあらわれているような——きわめて表現しにくいものであるけれどもあえて言えば——一種の「心の生ぶ毛」あるいはデリカシーというべきものは、いったん失ったら取り戻すことがむつかしい。このことをわざわざ述べる必要があるのは、慢性分裂病状態からの離脱の途がどうも一つではないらしいからである。自然治癒力それ自体が、新しい、多少とも病的な展開を生む原動力となりうることは、自己免疫病や外傷性ショックをはじめ、身体疾患においては周知のとおりであるが、慢性分裂病状態からの離脱過程においても、一見、性格神経症、あるいは〝裏返しの神経症〟という意味でのいわゆる精神病質的な状態にはまり込むことが少なくない。これらは、いわば「心の生ぶ毛」を喪失した状態である。「心の生ぶ毛」を喪失すること自体は何も分裂病と関係があるわけでなく、そういう人は世に立ち交っている人のなかにも決して少なくないけれども、「高い感覚性」をかけがえのないとりえとする分裂病圏の人にとって、この喪失の傷手はとくに大きい(20)。

5　人類学的な有利さ

このような社会との「折り合い」＊のむつかしさにもかかわらず、S親和者が人類の相当多数を占めることが、おそらく人類にとって必要なのであろう。かりに執着性格者のみからなる社会を想定してみるがよい。その社会が息づまるものであるか否かは受け取る個人次第で差があるだろうが、彼らの大問題の不認識、とくに木村の post festum（事後＝あとの祭）的な構えのゆえに、思わぬ破局に足を踏み入れてなお気づかず、彼らには得意の小破局の再建を「七転び八起き」と反復することはできるとしても、「大破局は目に見えない」という奇妙な盲点を彼らが持ちつづけることに変わりはない。そこで積極的な者ほど、盲目的な勤勉努力の果てに「レミング的悲劇」を起こすおそれがある——この小動物は時に、先の者の尾に盲目的に従って大群となって前進し、海に溺れてなお気づかぬという。

生物学的な「見えざる手」か否かは知らず、木村もすでに指摘したごとく、ante festum（事前・先取り）的な構えは恋愛において優位を占める。杳かな兆候への予感能力を欠いてはそもそも恋愛は成り立ちにくいであろう。これをくだくだしく解説する必要はなかろう。もとより不安や願望思考も介入してくるので、ここでも $t=0$ において完全に未来の傾向を知ろうとすることは、相手の初動（一撫一笑！）にふりまわされる結果になるであろうけれども——。

このことと関連して異性のS親和者を憧憬する人々がかなり見受けられる。いわゆる「ヒステリー愛好者」（スイスの精神科医ヴィリの抽出した人間類型）に匹敵するだろう。「その碑銘は周囲をみまわせば足る」であろう。

幼児の行なう、母親の表情認知は兆候性への最初の開示である。とくに分裂病になりやすい人は、人生の早期におけるこの兆候性に圧倒されるほどにも過敏なのかも知れない。でなければ、そもそも「手のかからない良い子」でありうるだろうか（四二ページ参照）。この過敏性は麻痺的に作用し、安全保障感を決して育てないのだろう。

かつてのジュリアン・ハクスレーの設問――なぜ分裂病はかくも多いか、彼の含意では、なぜS親和者は淘汰されてしまわないか(21)は、その従来の答えである「困苦欠乏」への耐性よりもむしろ性的パートナーの獲得における有利性にあり、それが子孫を残す可能性を高くしているという答えのほうを私は選びたい。＊＊それは一般に高等動物の淘汰の線に沿ったものである。アイゼンク(22)が「神経症親近性」と区別し、むしろ対立するものとして抽出した心理的次元の「精神病親近性」において「不屈の精神《タフマインドネス》」因子の存在を指摘するとしても、それが利いてくるのはイク族のごとき極限の場合でなければ、孤独な決断・行動者としてであると私は思う。

性的パートナー獲得をめぐる種内競争が必ずしも種に有利な形質を残さないことは、絶滅した、あるいは絶滅しつつあるサーベル状の牙を持ったトラやオオツノジカの示すところであるが、しかし、S親和者の微分(回路)的認知がその範疇に属するとは必ずしも言いえない。むしろその反対であり、分裂病者という大量の失調者は、人類とその美質の存続のためにも社会が受諾しなければならない税のごときものであると言ってよいのではあるまいか。そして微分(回路)的認知性に着目しつつ社会との〝折れ合い〟点を求めることはたしかに難事ではあるが、少なくとも執着気質者への人間改造ほど途方もない事業ではないことは、私のささやかな体験からも言いうることのように思う。

＊ 社会復帰とは、社会と病者との折り合い点の発見であろう。社会が多様であり、多元価値的であればあ

るほど、折り合い点の発見はやさしい。次の植物学にみられる事態との類比は可能であろう。すなわち、「樹種の少ない北方の森林に対し、熱帯降雨林は……驚くばかり多数の樹木のスピーシス（種）からできている。そのスピーシス間には当然生活力の差がある。それが単一樹種にならない説明が必要となる。……要因が非常に多数重なると、結局は偶然だけが有効に作用したような結果になってしまい、生活力の差は消却されたようになるのだという説明ができる」（中尾佐助[23]）。

逆に執着気質者のみから成る社会の成り行きを想像するとやはり同書にみるごとく――「人力で入念な除草を約二〇〇〇年間もつづけた結果、日本では雑草のほうがそれに適応して進化し、その結果、耕地雑草は世界一手強いものにつくり変えられてしまっているようだ。……勤勉な日本の農民の長い除草の努力は、皮肉にも世界でいちばん強い雑草に仕立て上げたようだ」――勤勉が、目的追求の過程で生じる反作用を際限なく強化するという悪循環を生みうることは、一考に値するだろう。

** この問題提起にふれて井上英二のいうごとく、ハクスレーの〝分裂病〟よりも〝分裂病質〟のほうに妥当するであろう。ただし、S親和者とはより包括的概念であり、分裂病質とは農耕社会以後におけるその適応形態――表現型の一つ――と考える。したがって、兆候空間優位性＝微分（回路）的認知の、比較的に恒常的な相対的卓越が問題となる。人間にはおそらくすべて比例的認知も積分的認知もありうるが、三者いずれが前景に出るかは状況による。またその〝交代〟の柔軟性、合目的性の程度いかんも問題になろう。筆者は、過酷な条件と単純な社会――これはたまたまバンド以上の社会構造をもたぬ狩猟採集民の現状である――と並んで、あるいはそれ以上に性的淘汰における一定の有利性を挙げるわけである。分裂病者の近親者にはしばしば抜きんでて魅力的な人物を発見することを指摘したい。また、幼時における母親役の人の表情認知にも関係してこよう。彼らが幼いとき、めだたず、手のかからない、反抗しない子であるのは、この相貌知覚――微分的な変化知覚――にすぐれるためもあるかも知れないというわけだ。一時の過適応が後時の不適応の原因である例は少なくない（この種の認知性がいわゆる基本的信頼の乏しさによって促進される可能性は十分にある。少なくとも両者は矛盾しない）。

なお、一般に「微分（回路）的」というより「差分的」というほうが正確かもしれない。差分微分方程式には、時おくれ型と時すすみ型とがある。差分微分方程式は（コンピューターを用いて）「腕力」で解かれることが多く、数学者には面白味のない領域ときくが、むろんヒトの脳は十分な「腕力」をもっているだろう。

第二章　執着気質の歴史的背景

——再建の倫理としての勤勉と工夫

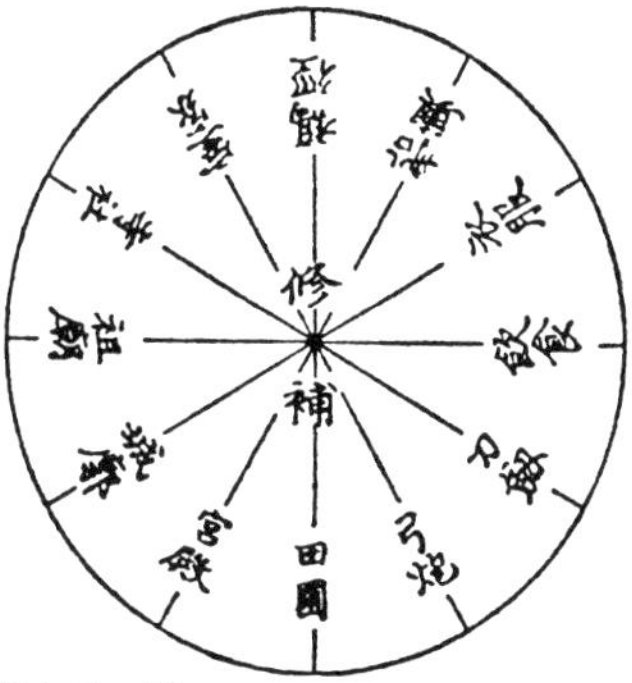

田器の修補を勧むるの解
「それ本は一円田器なり．田器なければ万器なし，田器あるが故に万器あり．万器の本を推せば田器に帰す．田器変化して万器となる．万器を得ればその形つひに潰廃せざるものなし．故に宮殿あればこれを修補し，城郭あればこれを修補す．祖廟あればこれを修補し，寺社あればこれを修補す．室家あればこれを修補し，橋径あればこれを修補す．……」

　二宮尊徳『三才報徳金毛録』（奈良本辰也校注，岩波“日本思想大系”52巻より）

1　〝甘え〟の断念

たしかドイツの精神科医ヴァイトブレヒトが言いだしたことだと思うが、分裂病は分裂病者の数だけあるけれども、うつ病者は幾人いても一人だ、と言われて久しい。この印象は、実際、多くの臨床家に共通する印象であろう。しかし、うつ病者の顔は果たして一つであろうか。そうだとすれば、なぜ？

最近になって、うつ病を含む広く循環性精神病圏の疾患は、その出現頻度も、躁とうつとの比率も、現象形態さえも、文化圏によって相違するという指摘がとみに増加してきた。これは比較精神医学ではかなり古くから示唆されてきたことではあるが、これが事実とすれば、うつ病者の顔は文化圏の数だけあると言い直さなければならなくなる。むろんこれは共時的にみた言い方であり、通時的――すなわち歴史的――にみれば、ことはさらに複雑になる。

考えてみれば格別ふしぎなことではない。しかし「一文化に一つの顔」ではある。うつ病者が、幼少期より父親や父親的な態度で臨む母親などから社会的倫理道徳を自我のなかに良心として摂り込み、家族的伝統に答責すべく、自我の弱さを祖先の記憶や家族神話によって補強しつつ育ってきた人たちから出やすいとすれば、うつ病やうつ病好発性格の社会的被規定性、すなわち没個性はむしろ当然であろう。

分裂病者の幼少期は、多くが「よい子」であるといわれるが、この手のかからず、めだたず、反抗しない、〝すなお〟な「よい子」とは違う意味で、うつ病者の幼少期も、多くは「よい子」である。ただし、かいがいしい、よく気のつく、けなげな「よい子」であるようだ。土居健郎(1)の「甘え」の理論に照らせば、どちらも「甘えない」子であるが、分裂病者の幼少期が「甘え」を知らないか「甘え」を恐怖するのに対して、うつ病者の幼少期は「甘え」をよくないこととして断念している印象がある。いや、親をいたわり、「甘えさせる」子であることすら多い。そして周知のように、日本の親は——東北地方文化については保留が必要かもしれないが——結構、子に「甘える」のである。

われわれは、うつ病好発性格として、下田光造の「執着気質」あるいはテレンバッハの「メランコリー型」(2)を臨床的に大幅に承認しているけれども、これらが日独両国の精神医学の圏外ではほとんど承認されていないという一見驚くべき事実は、主としてこれらの現象形態の社会的被規定性によるものと思われる。

これと関連して、うつ病が本来気分の病いであるとされるのにもかかわらず、「執着気質」なり「メランコリー型」なりの特徴記載を一見して驚くことは、ほとんどすべてが仕事の進め方、仕事へのかかわり方、職場での対人関係とその延長に関する事柄によって埋めつくされていることである。家族関係も、職場的な対人関係――すなわち家政を営み家計を維持することに重点が移動している場合が多い。むしろ、気分というものがその自然な座を許されない生き方が「執着気質」なり「メランコリー型」であるかのようだ。ほんとうは、気分変動のない人でなく気分にその自然な座と権利を許す生き方の人が、うつ病発病可能性から遠いのかもしれない。

下田は、事実、その「執着気質者」を「他から確実人として信頼され、模範青年、模範社員、模範軍人などとほめられている種の人である」と言いきっている。下田の記載はとくに倫理的・道徳的用語（熱中、勤勉、几帳面、等々）をもってなされているので、われわれはほとんど、その記載の総体を、一つの社会規範に照らしての「模範」としてよいくらいである。とするならば、そこに現われるものは、少なくともある広範囲の職能者における生活倫理、職業規範、いってしまえば一つの通俗道徳である。下田が精神科医として活動した昭和前期のわが国において、これらが「青年」「軍人」「社員」などにおける通俗的道徳規範としてかなり普遍的なものであったことは事実であろう――たとえば、「至誠に悖《もと》るなかりしか」をはじめとし「不精にわたるなかりしか」という、このいかめしい文脈のなかではいくぶんユーモラスでなくもない一句を含むところの、旧海軍兵学校の五省。

ここで注意する必要は、執着気質とマッチするこの職業倫理また生活道徳――これを以後「執着（性）気質的職業倫理」と呼ぼう――が、決して超文化的なものではありえないことである。

むろん、どのような社会にも執着気質者といってよい人たちが存在していないかどうか、という問いは、さしあたり答えられない。しかし、執着気質者を倫理的に高いものとしない社会――たとえば「下士官道徳」にすぎないとする、おそらく伝統的イギリス人の見解――や、さらには是としない社会、また執着気質者の出番のない社会、非常に生存しにくい社会は、枚挙にいとまがないであろう。そして執着気質者がそもそも「その仕事によって知られる」ところの気質者である限り、少なくとも外からそれと認知されない場合のありうることは、見やすい道理である（古典ギリシアで働くことは卑しむべきことだったのは、あまりにも有名か）。

では、わが国の歴史において、執着気質的職業倫理が登場するのはいつの頃であろうか。それは意外に最近である。具体的にいえば、地方によって違うが、おおよそ江戸中期以後、すなわち十八世紀後半とみてよい。

近世民衆道徳の数少ない、すぐれた研究者の一人である安丸良夫(3)によれば、この倫理――彼が「通俗道徳」と呼ぶもの――の出現は江戸中期の農村の様相を一変させるだけの力があったらしい。安丸の引く前田正治の『日本近世村法の研究』所載の、わが国の村法集に照らせば、飲酒や博奕の禁止、踊り、芝居、三味線、長唄などの制限、婚礼・葬式・節句などの簡略化、夜遊びや夜話の制限あるいは禁止、髪飾り、傘、下駄、羽織などの制限、勤労の強調や規定、親孝行や村内の和合、等に主要な関心が払われるのは、博奕の禁止が近世初頭からのことであるのを除けば、ほぼ天明期（一七八一―八八年）以降のことである。そして二宮尊徳（一七八七―一八五六）や大原幽学（一七九七―一八五八）がするどく問題にしたのもこれらの事柄である。近代以前の農村に存在した「この世の楽しみ」、たとえば祭りの行事、踊り、芝居、若連中や娘宿、さまざまな講、よばいなども次第に禁止され、代わって禁欲、勤勉、倹約、孝行、忍従、正直、早起き、粗食などが、事実はそのとおりでないにしても、美徳、当為として受容されるようになる。

　われわれはこれらの徳目の忠実な実践者では必ずしもないし、わが国の、とくに僻遠の諸村落にこれらの徳目が成立する以前の慣習が残存していることは、それらを対象とする「民俗学」がいくぶん美化して記述しているとおりである。

　しかし、これらの徳目はわれわれになお巨大な強制力をふるっている。われわれは、多くの新興宗教がこれらの徳目をくり返しくり返し再提出するのをみるであろう。厳密にいえばかなりの新興宗教はこれらの徳目の重圧への、しばしば激烈な反動として出発するのだが、社会に受容される過程でこれらの徳目を、はじめは安全証明として採り入れ、次第にこれと習合してゆく。西欧化された知識人すら例外でない。彼らの外国批判が、還元すればこれらの徳目に照らしての批判にすぎないことは、例を挙げる暇のない位である。もっとも価値自由的であるべきわれわれ精神科医にとってさえ、これらの徳目が意識的・無意識的に、開かれた態度で病者をみる妨げとなっていないとは言えない。社会的合意からみての少数者である分裂病者に対しては、治療者におけるとくに大きな眼の梁《うつばり》となりうる。うつ病者に対しても、彼らを失調させたものに対してわれわれが中立的な態度をとることを難しくし、たかだか、そのきびしさの「ゆるめ」をすすめることに終わりやすい。うつ病者はあまりにも文字通り「社会復帰」し、そして——再発をくり返す。

しかし、この通俗道徳にはそれなりの有効性、安全保障力がある。これらの徳目の否定を口にするものに対してわれわれは自由人として敬意を表するにしても、否定の端的な実践者との交友は危険だと感じやすい。したがってわれわれの側も、この通俗道徳を一種の通行証として提出し、みずからの対人的安全保障を得る。ジャーナリズムの政治家に対する批判も、もとをただせば政治家としての能力よりもこの徳目にもとづくことが少なくない。たとえば池田勇人の首相就任時における、個人の趣味にすぎないゴルフ廃止が、一つの、新聞に対する公約でありうるということ。

2 再建の仕法家——二宮尊徳

江戸時代中期以後における執着気質的職業倫理の成立を可能にしたものと、必然としたものとの、両面をみる必要があろう。

まず、それを可能とした諸条件とは何か。それは初期よりはじめて江戸時代そのものの社会構造に求められなければならない。

第一に、公平にみて江戸時代においては、いかに苛酷であってもとにかく「法と秩序」の支配が存在した。「東照公以来の祖法」は、支配者をも拘束した。とくに幕府の直接支配下にある「天領」の代官たちは、ほとんど全く武力を行使することなく自らの行政能力にたよって統治することを求められた。これを応仁の乱以後の戦国時代に対比すれば、もう、蓄積した米麦を一夜にして野武士に奪われたり、雑兵に強制徴募されたりすることは原則としてなくなった。年貢の先取りのようなことがあるにしても、一般に、先行する混乱の時代に比して「太平の世」を歓迎する合意《コンセンサス》が存在した。それはなによりも、戦乱の世には欠如していた農業生産の「計算可能性」を与える。江戸時代における、世界的にも例外的な民衆の識字、計算能力、記録能力は、この「計算可能性」に大きく促されたものであろう。十九世紀の初期に、二宮尊徳が、窮乏した村落の立て直しを依頼されたとき、彼はその村の、過去一〇〇年間にわたる諸種の記録を信頼することができた。二宮の仕法自体、この「計算可能性」に依拠しており、綿密な調査の上に立って村落再建の仕法を作製する。彼は一軒一軒の便所を視察してその村落の糞尿量を算出したといわれる。二宮が、時には将来百数十年間の農業生産と収支の予測をなしえたこと、そして二宮の計算――苦渋なまでに飛躍や省略のない計算である――が、村落の中堅農民、村役人、そして藩政当局、藩主自体に強い説得力をもちえたことは、その背後に一般的コンセンサスが存在していなくてはありえないことである。ことに、二宮の「仕法」はこれを承認すれば、一定期間、藩主の私生活さえ経済的拘束を受ける性質のものであるからには、いっそう、このことがなくてはならない。

そして、第二にこの時代の法は「東照公以来の祖法」が変更不能であるための硬直性があった。荒地開田は一定期間、免税であり、商行為は課税されなかった。したがって、多くの地方において、勤勉と工夫によって収益を増大させる抜け道が存在しえた。二宮が自家の再興にあたってまず行なったのは、捨て苗を廃れた用水堀に植え、洪水の残した荒蕪地に油菜を栽培することであった。このように、より多く勤労しつつ生活を旧のままに保つならば、二宮のいう「積小為大」が可能となる。農民の窮乏からの脱出路はこのような換金作物の荒地への栽培であり、次いでは出かせぎであった。出かせぎは、地方ではおそらく野口英世の祖父や、二宮自身のように武家の奉公人となることが多かったであろう。京坂、江戸の近郊では、たとえば丹波地方の農民の出である石田梅岩のように商家への丁稚《でっち》奉公が捷径であったろう。これらによって得られた小金は貸しつけられ、利子を生んだ。江戸時代には実に多くの頼母子《たのもし》講その他の利殖装置が存在した。村の長老の渋面に逆らい(4)、農民も貨幣取得を求めてゆく。

第三に、江戸時代は、ある意味では高度に世俗化された時代である。檀家制度の実施と布教の禁止は、本質的には宗教の根こぎである。権力は全く世俗化され、宗教には一般的敬意を払う以上のことをしなかった。現代においても多くの国々にみられる、民衆の蓄積を宗教が吸い上げてあまさないという事態はなかった。白壁の美しい畿内の集村を眺めるとき、寺院はわずかに屋根の形によってそれと知られるだけであって、欧州の教会のごとく抜きんでて聳え立ちはしない。多少欧州の場合に似た景観は浄土真宗の卓越する地方にみられるが、その程度は欧州よりはるかに穏和である。

第四に、秀吉が大家族同居を禁止して以来のわが国家計の小規模性がある。これを旧中国の大家族制と対比すれば、事情は明らかとなろう。旧中国の、二〇〇人を超す大家族における家計の安定性は非常に大きく、これと対応して階級上昇もゆるやかである。たとえば魯迅の出身家族である周家は、進士階級に達するのに六代を要している。

しかし、大家族の家計がひとたび崩壊しはじめれば、その速度はゆるやかであっても一個人、一世代の努力では如何ともなしがたい。周家の長男としての魯迅は北京大学教授の俸給を以て二〇〇人以上を養わなければならなかった。魯迅は、弟である周作人の日本人妻の実家へも送金している。これは好意でも恩恵でもなく、旧中国進士階級の長男の当為である。魯迅の有名な出奔の動機の一つにこのことがあるといわれる。このことを、わが国の明治大正期において大学教授となることが、いちおう一家を興しえたと評価されることと対比すればよい。江戸時代においても、おそらく今日においてもなお、一人、一家、一村が〝がんばれ〟ば、とにかく、その人、その家、その村が一、二世代のうちに再建できるのは、安丸の言うとおりである。

もちろん、容易に復興しうる、ということは、容易に崩壊しうることでもある。すでに江戸時代の初期の豪商、豪農たちは、「努めざれば三代にして亡ぶ」危機感を自覚し、家訓として伝えている。亡びの実例は、ただ周囲を見まわすだけでよかったであろう。

今日なお見られるごとき、一年の不作のために自殺する日本農民の姿は、他の国民にはとうてい理解できないことであろう。二宮は、父の破産させた家を、二十歳にして祖父の代にそうであった二町歩余の自作農兼地主への再建の第一歩に成功する、立て直しの天才ともいうべき人であるが、彼の日記の最後のページは、「自分の生涯は戦々兢々として深淵に臨み薄氷を踏むがごとき生涯であった」という意味の一句で閉じられている。

執着気質的職業倫理は、本質的に「建設の倫理」でなく「復興の倫理」である。このことを指摘したい。十八世紀後半において貨幣経済の浸透と集中的な天災によって、わが国の農村の相当数がかなりの規模において荒廃し、しばしば収穫と人口の半減、耕作放棄、流亡が起こったとき、あえて離村せず、その場に踏みとどまって困難を解決しようとした中農・小地主階層のなかからかなり急速に発生したこの倫理は、いまなおその起源の跡をとどめているのである。むろんこの農地の変化は、大観すれば、貨幣経済に適合すべく行なわれた農村構造改革と農業技術革新が、およそ一世紀をかけて畿内と西南地方を始点とし、東北にむけて日本列島の上を波及していったという事態であろう。しかし、波にゆさぶられた当事者の意識にとっては、それは進歩ではなく危機であり、それからの「立て直し」が問題であった。

この種の職業倫理の最大のイデオローグである二宮に代表されるごとく、彼らは決して昔からの貧農ではなく、一家には比較的近い過去に興隆した栄光の歴史、たとえば二宮においては田地を丹念に買い集めて小地主となった祖父の記憶が生きていた。すでに述べたように二宮が自家の立て直しが成ったと自ら認めたのは、まさに祖父の代の規模を取り戻した時点である。

うつ病の心理の底に「くやみ」(5)「とりかえしがつかない」(6)という感情のあることが指摘されているとおりであるとすれば、この感情を否認し、「とりかえしをつけよう」とするところに執着気質的努力の原動力があるとみてよいだろう。したがって「執着」でもある。

二宮その人には、執着気質をもっては律し去れない強靱さと柔軟さがある。それは彼の言動のはしばしにも窺い知ることができる。たとえば、ある農民は自分の田から一本の雑草をもなくそうとする努力の果てにうつ病に陥っているが、二宮にとって落ち葉のふりくるは天道であり、これを掃いて道より除くは人道であるとしても、落ち葉は一日に一回掃けばよく、「木の葉の落ちくるたびに道を掃くは木の葉に使わるるなり」（『二宮翁夜話』）と言い切っている。しかし二宮にしても、洪水によって目のあたりに田が荒蕪地と化するのを見、実はかなり知的な人であるけれども「お人よし」の父がなすところなく産をかたむけ、ついに一家離散となるに至る打撃の連続（『報徳記』）を十歳に満たない身にしたたかに味わったとき、ひとたびならずはげしい喪失感に陥ったであろうし、「何とかとり返しをつけよう」という強烈な感情を持続させつづけたことは、断片的に伝わる彼の幼少期の事蹟から明らかである。彼は、おそらく幼年にしてすでに「甘え」を決意を以て断念していた。彼がはじめて得た金でした行為は、うちひしがれた父に酒を買い与えることであった。母も幼い彼を頼りにしきっていた。彼は父親役をひきうけ、両親を「甘えさせ」たのである。これは社会の風波に対して家族を代表し、家族を守るものとしての「父」である。そういうものとして彼の努力ははじめられた。一般に勤勉と工夫の倫理は、「甘え」に対する禁欲の倫理でもある。

二宮の、小からはじめて大に至る積産の努力はすでに十歳未満にはじまっている。

この型の努力は、問題の矛盾をはらむ側面を尖鋭に意識したうえで、それを調停、止揚、あるいは放棄するのではなく、まったくといってよいほどその側面を否認し、重荷を一身にひきうけ、努力を倍加し、しかもあくまで飛躍のない連続的な努力を重ねてゆくものである。

二宮の成功は、ひとつには、多くの執着気質的努力が、その癒しがたい不全感のために容易に落ちこみ、最終的には努力の有効性を著しく低下させるところの焦慮を顕在化させないところにあった。彼は実にあせらぬ男であった。執着気質者のもちやすい、仕事の目標への距離の測定困難に、彼は決して陥らなかった。このことは、遺漏のない綿密な計量——時にはあまりにも飛躍やあて推量のない計量——と、自らの計算を自他に承認させる強力性に支えられている。あとにも触れるように彼は、成功の見通しのない仕事には決して着手しなかった。

いま一つは彼の「工夫《くふう》」の能力である。いかに焦らず距離測定を誤らないにしても、単なる労作の倍加には限度がある。「勤勉」と「工夫」が対《つい》の徳目として現われるのには理由がある。「工夫」とは単なる発明の才のことではない。小さな、めだたぬ迂回路や近道の集積によって、困難を、とくに矛盾をはらむ困難をよけてその向こうに出ようとすることである。この際、矛盾そのものは解決されなくてよい。すなわち、工夫もまた、矛盾の否認を指向する。あるいは、「工夫」の力のみが卓越した人が失調を起こし、「工夫」が空転するような場合に、躁病的行動に次第に陥ってゆくのかもしれない。

しかし、いかに焦慮や距離誤測をまぬかれ、勤勉と工夫が相補っており、またすでにみたごとく時代がこの職業倫理に適合していても、危機はなお存する。それは執着気質者の破綻原因としてあまりにもよく知られている、成功の秋である。執着気質者であろうとなかろうと、「立て直し」の倫理としての執着気質的職業倫理は、成功とともにその持ち主に対する規範としての力を失う。成功の先を教えないこの倫理は、その持ち主を目的喪失のなかに置き去る。しかも、本来小規模なものから出発することをほとんどその必要条件とするこの倫理にしたがう者は、しばしばあまりに早く成功の秋を迎えすぎる。

ここで、執着気質的職業倫理が一般の労働倫理と等置されえないことが明らかとなろう。たとえば、はるかに古い層から出て今日なお生きつづけている「職人根性」を考えてみればよい。その対象へのあくなき問いかけ、彫琢、洗練、等々と対比するとき、執着気質的職業倫理ははるかに不安定であり、ほとんど一過性のものとさえ言いうるのである。そしてつねに、対人関係を巻き込んでの努力、人と人の間にたちまじっての努力である。「職人根性」は、或るほんとうの父なる神といってもよい、かたくなに沈黙する絶対的なものの下における努力の倫理であり、執着気質的職業倫理は、そのような神が次第に見失われてゆく過程における倫理、世俗化された良心の倫理である。執着気質の人が「頼まれたら断われない」という裏には世俗化された社会から自らが疎《うと》んぜられることの恐怖がある。「職人根性」の人は、むしろ安易な依頼をかたくなに断わる。執着気質の人は、自己の作品の是認の基準を究極には周囲の人々に依存する。「職人根性」の人は、自らあきたらなければ、自己の辛苦の産物をためらうことなく破棄する。

ところで二宮における個人的成功は、はやくもほとんどその成年とともに来た。二宮の偉大さは、この「危機」を一つの方向にのりこえたことにある。一つの転回が、京坂、金比羅宮旅行を契機として行なわれる。彼の愛他的な行為はすでに幼童にして洪水にそなえて酒匂川の堤防に松苗二百本を植えるという、村人の以て奇とした行為に現われているが、成年に達して以後、彼はまず藩家老の家政の、ついで支藩の村の「立て直し」、ついでは自藩を離れた地域の「立て直し」の実践者としてたち現われ、最後に「立て直し」の〝一般理論〟を構成しようとする(7)。彼自身の家政は次第に従の地位に置かれ、ついには家産を売却して「立て直し」の現場に移住する。彼はデラシネとして死ぬが終生、目的喪失をまぬかれる。近畿先進地域の視察は、後進的な関東農村全体に超個人的な「とりかえしをつけよう」という意志を二宮に起こさせたのであろうか。

彼は妻を二回めとっているが、最初の妻は彼が仕事に没頭してほとんど家をかえりみないのに呆れて二年に満たずして離婚している。二度目の妻は仕事本位という観点から選ばれ、そのような妻としての生涯を送った。人並みはずれた巨軀と、畔道に横臥してただちに熟睡する頑健さにめぐまれた彼は、晩年まで旺盛な生理的水準の性活動をもちえたといわれるが、濃密な家庭的雰囲気をつくらなかった。幼時体験における父母への態度からはじめて、二宮には一貫して「甘え」の禁欲がある。仕法が対人関係のもつれのために行きづまったとき、彼のとる常套手段は断食であった。これは口唇的なものへの断乎たる禁欲を示威したとみてもよかろう。すでに述べたように幼くして父親役を引き受けたとはいえ、それは外に対して家族を代表し（幼童にして村の共同作業に家の代表者として参加している。力の不足を、夜なべに編んだわらじを大人たちに与えることでつぐなっている。ここにも彼の「甘え」を拒む姿勢がみられよう）、家族を守るものとしての父親役であって、家父長として家族の中心に位置するものではなかった。今日の、執着気質的職業倫理に生きるサラリーマンと同じように、家族の辺縁に存在したといってよい。

村の「立て直し」においても、彼は決して村の支配者、家父長としてたち現われたのではなかった。彼は、村の合意の下に「立て直し」を指導する一種の技術者――〝仕法家〟であった。彼は実際、支持者が四割であれば仕法をはじめず、六割であれば引き受けている。そして彼は、仕法家つまり村の治療者としての役割を自覚していた。自分たちの名が忘れられ、村民たちが自分たちの力で村を立て直した、と感じるようになったとき、仕法ははじめて成ったのである、という意味のことを言っている（今日の「治療者」たちも聴くべき言であろう）。このことが、彼を家父長制の形骸化しつつある時代に有効に働く実践倫理のイデオローグとしえたのである。彼の、この時代にあって持ちえた相対的独立自由性は相当のものであった。名目的な身分は如何であれ、彼はみずからの「仕法」の実施を藩主、藩当局、村役人、村民との相互拘束的な、一種の契約《コーヴェナント》(8)において行ない、自己の理論が実践的に貫徹しないと予見した場合には、懇願や命令に対して拒否する自由をいつも放棄しなかった。幕藩体制下でこのことを貫徹するのに、剛毅と巧智を要するのはいうまでもなく、彼の「仕法」が代官、村役人の陰険な抵抗に遭って頓挫しようとしたときは、失踪し、成田山で参籠断食を行なっており、また幕命が印旛沼の干拓を指示したときは、数百年を要するという答申を行なって断念させている。

しかし、二宮の問題解決行動がこのように家族的平面から社会的平面に移されたときも、つねに事態を「立て直し」「再興」と捉えていたことは変わらない。本質的に新しいものの建設という発想ではない。

二宮は晩年にいたるまで、一日の作業を終えた後、門弟に自己の哲学を説くのを常として、ほとんど一日も廃しなかったが、そのひとりが約一年間にわたって二宮の夜話をその夜ごとに――彼の門弟らしく睡眠を切りつめて――記録したものが世に出ている（『二宮翁夜話』）。この晩年の二宮の哲学は一言にしていえば、人間のつくったものは、放置すれば必ず崩壊する傾向にある、というものである。すなわち二宮によれば、自然法則である「天道」は真実の道であるが、善悪を知らぬ畜生道のようなものであって、人間の都合などはおかまいなしである。しかし羽毛をもたず草木を食しえない弱い人間は、むきだしの「天道」には耐えられないために、仮に「人道」なるものを立てて、田をつくるを善とし、荒地のままに放置するのを悪とする。稲を善とし雑草を悪として、前者のために後者を抜く。しかし、この区別立てをする「人道」はあくまで仮の道である――このことがもっとも自分の思想の理解されない点だと二宮はくり返し嘆いている――から、「天道」はたえず「人道」の成果を掘りくずそうとする。溝は埋まり、橋は朽ち、田は荒れる。おそらく「天道」からみれば荒地がもっとも自然なのであろう。「人道は田を興し、天道は田を廃す」。しかし「これでは人道は立たず」、ために仮に「人道」を立てて、溝をさらい、橋を修理し、田の草をとる。このようにたえず注意と努力を怠らないようにしなければ、たちまち崩壊がはじまる。「やかましくうるさく世話をやきて、漸く人道は立つなり」。

現代のことばでいえばこうなるであろう。世界は放置すればエントロピーが増大し無秩序にむかう傾向にある。したがって絶えず負のエントロピーを注入して秩序を再建しつづけなければならない。ただしこの場合、秩序とは、人間の観点から見てよしとするもので、自然法則と取りちがってはならない。負のエントロピーの注入とはむろん、秩序立て、整頓し、「片づける」努力である。そうしなければ「気が済まない」くらいでは終らず、「人道」が崩壊する。「人界に居て家根のもるを座視し、道路の破損を傍観し、橋の朽ちたるをも憂えざる者は則ち人道の罪人なり」。

中国文化圏において、つねに「天道」は道徳的なものと見なされてきた。それゆえにこそ「天道是か非か」が極限の叫びでありうる。「天道」を畜生道にひとしく善悪を知らぬものとする二宮の哲学は、今日でも儒教文化に育った中国や朝鮮の知識人に一種の衝撃を与えるようである。二宮の中期の哲学（『三才報徳金毛録』）によれば、原初にあるものは、善でも悪でもないところの「不徳」である。もっとも、この本の執筆は、危機の頂点にあって一種の世界との知的和解をめざすもののように思われる。ユングが危機からの脱出に際してマンダラを描いたが、これもマンダラ的思考である。

言っておかなければならないのは、二宮が決して「天道」を盲目的・恣意的な暴威と捉えていないことであって、「天道」は端的に自然法則として恒常的・法則的なのであり、これを利用して——計算可能性！——はじめて「人道」が可能となると考えていることである。

これまで述べたことから、二宮の哲学が全く非宗教化された倫理であり、かつ徹底的に「再建の倫理」であることがわかるだろう（ただし、非常に古い過去の再現——〝復古〟ではない）。ユートピア的な目標はない。

二宮型の危機感と、それに対応する再建の努力、それを支える実践倫理は、おそらくかつて繁栄したことがないか、繁栄が伝説的過去にすぎない社会、あるいは徹底的に荒廃化をこうむってほとんど再建のいとぐちを遺さない社会には存在の契機をもたないであろう。近い過去に、それも特に立ち上がりをつきくずされた記憶のいまだに鮮明な社会、集団、個人において顕在化しやすいであろう。大野晋(9)によれば、「ウチ」と「ソト」との区別が、日本語からみて日本人のもっとも古型の、おそらくもっとも基本的な枠組みであるというが、この枠組みを用いていえば、「ウチ」の記憶をなお留めつつ「ソト」に放りだされた人間のもつ危機感であり、努力であり、倫理である、ということになろう。同一個人においても「ウチ」にあるときには同調性が、「ソト」にあるときは執着気質的努力が前景に出ることは、かつて著者らが、執着気質者的側面をもち、おそらく三回のうつ病相を経験しているデンマークの原子物理学者ニールス・ボーアについて例述したとおりである(10)。

ところでこの倫理、二宮にしたがえば「こまごまと世話をやいてこそ人道は立つもの」であるという認識の上に立つ倫理は、その裏面として、「大変化《カタストロフ》」を恐怖し、カタストロフが現実に発生したときは、それが社会的変化であってもほとんど天災のごとくに受け取り、再び同一の倫理にしたがった問題解決の努力を開始するものである。反復強迫のように、という人もいるだろう。この倫理に対応する世界観は、世俗的・現世的なものがその地平であり、世界はさまざまの実際例の集合である。この世界観は「縁辺的《マージナル》なものに対する感覚《センス》」がひどく乏しい。ここに盲点がある。マージナルなものへのセンスの持ち主だけが大変化を予知し、対処しうる。ついでにいえば、この感覚なしに芸術の生産も享受もありにくいと私は思う。

二宮は、当時かまびすしかった海防問題には全く動かされなかった。二宮とは別種の危機感——カタストロフへの予感にもとづく危機感——に全藩揺れ動いた当時の水戸藩の一藩士が、藩当局が領内の寺鐘を大砲に改鋳しつつあることを二宮に告げたとき(『二宮翁夜話』)、二宮は「そのような砲にて戦える相手ならば相手が現われてからでも遅くなく、戦えぬ相手ならば、いたずらに人心を不安にさせるだけのことだ」という批判を下している。二宮のこの醒めた批判は現実にそのとおりになった。

農民たちは、江戸時代に営々としてつくり上げた換金作物栽培——棉、麻、菜種、櫨《はぜ》、藍などが、開国が現実のものとなって安価な外国製品のために潰滅したとき、どうしたであろうか。彼らは黙黙として、その都度、あらたな換金作物にむけての努力をまさに反復再開しただけである。大戦前の乏しい外貨はこのような努力の一成果である絹糸の輸出によって得られていた。これも一時であって、事実すら半ば忘れられている。しかし戦後の自由化時代を迎えて、めまぐるしく変わる農業政策に対する農民の対応も結局は同じである。

農民だけではない。この倫理に従った技術者たちは、敗戦によって他の人々のような深刻な同一性(アイデンティティ)の混乱を起こさず、戦争と政治への反省を行なわなかった。彼らはたとえば軍艦のかわりにタンカーをつくる。大戦直後には鍋釜さえつくった――「とにかくわれわれは頑張ったのだ」「科学の力の差だ」。

「立て直し」の実践倫理は、戦後なお技術の背後にあるもの（メタテクノロジー）として有効である。日本銀行員、服部正也氏(11)によるアフリカの小国家ルワンダ国のみごとな「立て直し」は、まったく二宮的であり、服部氏はすぐれた仕法家である。

3　立て直しと世直し

ここで、江戸時代を通じて「立て直し」の路線と大きく対立する「世直し」の路線が存在することを言わねばならない。歴史家の興味は、今日おもに「世直し」にある。しかし、日本の近代化を準備したものとして江戸時代を理解するためには、「世直し」と「立て直し」の二つの路線とその絡み合いをみる必要があるだろう。

すでに江戸時代においても、もっともしばしば上演された、きわめつきの人気のある物語は「佐倉惣五郎」であり、その地元では「佐倉惣五郎大明神」として崇拝されていた。ミロク菩薩が舟に乗って来迎するという「ミロクの舟」信仰があり、より端的には地震を起こす鯰《なまず》の崇拝があった。カタストロフへの待望は、カタストロフへの恐怖と表裏一体をなして、潜在しつづけたのである。それは、尊皇攘夷を旗印とする倒幕運動へ、自由民権運動へ、大陸浪人へ、そしてマルクス主義者へとつながる系譜である。

この「世直し」待望は、再建＝復興を指向する「立て直し」と全く対照的である。「立て直し」の原理は、手近なもの、具体的なものから出発する。たとえば二宮の哲学においては、つねに具体的な農耕労働がモデルである。その倫理は「田を治めるごとく身を修める」「心の雑草を抜く」等等である。そして、つねにモデルを生んだ場に立ち返って考える。著者が二宮の「立て直し」仕法を実施した村々を訪れたときの印象は強烈であった。それらの村は、二宮の故郷の村に酷似していた。それは河川が山間部より出たところでつくる扇状地にある。扇状地は洪水に荒されるとはいえ排水がよく、水利は上流より分水して導水路をつくることによって行なうことが可能である。天災の危機にさらされやすいとはいえ、復興もまた容易で、方法はすべての村民に理解せしめうるほど明快である（那珂川の場合は河岸段丘だが、水利法は扇状地と同じであった）。

古代の、溜め池による奈良盆地、讃岐平野、摂津平野などの農地開拓と対比して、中世以来の農地拡大は一般に扇状地に適合した方法論によっておし進められ、農業が沖積平野や河口の沼沢地に拡大した近世以後もなおこの伝統は継承されている。大沖積平野の農業においては揚水が大問題となるが、扇状地の経験にもとづく方法論が、つぎはぎ細工的に〝工夫〟して用いられることが多い。筑後平野では、戦後の中央の指導はこの平野に例外的に発達した中国的なクリーク網を廃止させつつある。これほどまでに伝統は強く、それにもとづいてなされた利根川に対する三〇〇年の苦闘の歴史は、第二次大戦後までもちこされる。二宮が計算して一〇〇年以上を要するとした印旛沼の干拓は、幕府の宿願でありながら、その一応の完成さえ一〇〇年後の大戦後まで俟たねばならなかった。このように大平野農業の水利に対しての困苦を合わせみるとき、執着気質的職業倫理は人文地理的には扇状地型農業にむすびついたものと言いうるかもしれない。明治期以後、二宮の方法と倫理が実践された代表的な例は静岡県の茶栽培であり、茶が扇状地に最適の作物であることは周知のとおりである。

このように漸次的な適用範囲の拡大を伴う、近い過去への範例（パラダイム）指向性は「立て直し」路線に著しく、これに反して「世直し」路線は、全く範例への指向性を欠く。それどころか、眼前の具体的な事物でなく、もっともかすかな兆候、もっとも実現性の遠い可能性を、もっとも身近に、強烈な現前感をもって感じ、恐怖しつつ憧憬する。これは一般論であるが、あえていうなら、わが国の「世直し」路線は「立て直し」路線にくらべて、よりひ弱であり、より幻想的である。伝統的にも「世直し」路線は、二宮のような骨太なイデオローグにして実践者をもたなかった。「佐倉惣五郎大明神」でも、より幻想的な人物像だが、ミロクや鯰信仰（地震に代表されるカタストロフによる世情一新待望）となれば全く茫漠としており、あなたまかせである。「二・二六事件」の将校たちは、クーデター後についての計画を全くもたず、すべて「大御心にまつ」とし（しかし現実の天皇は決して「世直し」路線に賛同しなかった）、荒木や真崎などの、現実には保身に汲々としている老人たちに幻想的な期待を寄せた。より大規模な「決起」が一九四一年に国をあげてなされたが、大戦終結への見通しはおろか、第一段作戦終了後の計画さえもち合わせていなかった。おそらく対中国戦の泥沼からの幻想的解放を希求したことと、ヒトラー・ドイツの戦勝に幻想的期待をもったことを想定するほかはない事態である。

これに対して「立て直し」路線は、「世直し」路線の人をたえず「立て直し」路線にくり込み、ついにくり込みえない者を極端な破滅的幻想のなかに追いやるだけの強力性をもっている。明治において民権運動の挫折者は、一応、中国革命のためにはたらく「大陸浪人」となったが、後継者は「満州国」の「王道楽土」を建設するために汗する「興亜青年」に転化してしまう。敗戦においても、責任を問われたのは、むしろ「世直し」的分子であり、「立て直し」路線の人々は全く免責されたし、自己同一性を震撼させられることさえなかった。今日、革命政党や例外的に不寛容な仏教信徒運動も、多数者の支持のために、少なくとも戦術的には「立て直し路線」を大幅にとり入れつつあるようにみえる。

わが国民が窮地に立ったときによく口にする「新規蒔き直し」(12)も、根本的改革であるよりは、一度〝黒板を拭き直して〟「立て直し」の努力が可能であるようにする、という意味あいが現実には強いのではないかと思われる。

しかし、「立て直し」は路線がどこでも、いつでもより現実的なのではない。たとえば魯迅の例にみたごとく、中国では北京大学教授魯迅が家を出て革命家たらざるをえなかったように、おそらく「世直し」のほうがより現実的なのであろう。一人が、一家が、一村が〝がんばれば〟事態はその人、家、村にとって安定した好転を見るなどは困難なことであろう。人文地理家はヴィットフォーゲルを引いて、わが国の、二宮思想の地理的基盤であった狭小な扇状地に対して、「百川東注」する中国の巨大な河川群の治水のために強大な権力を必要とすることを、あるいは教示されるのではなかろうか。一九三〇年代に蔣介石によって行なわれた「新生活運動」は「立て直し」路線の中国版ともいうべきものであるが、一部知識青年のいたいたしいまでの努力にもかかわらずあだ花と終わったことは、「民衆が自らの手で自らの現実のなかからつかみ出したもの」でなく、上からの指示によるものであるにせよ、中国においては強力な「世直し」路線に比してはるかに幻想的なものであることを示すものである（王安石の挫折した「新法」も、宋代中国における「立て直し」路線の試みと私はみる）。一九六〇年代韓国における「新しい村」運動の命運は如何であろうか。

ヨーロッパにおける十六世紀の農村荒廃はわが国よりもはるかに広範囲で激烈なものであったと推定される。この時代ほど未来がどのようなものであるかが熱烈に模索された時代はなかった。これに対処するルネサンス宮廷は、人文学者、魔術師、錬金術士をあつめ、彼らは、世界全体を統合的・全体的に認識し、それから照応の原理によって具体的なるものの運命を演繹しようとしたかにみえる⒀。これは壮大ではあるが幻想的な解法であって、全くの失敗におわった。この失敗の責任転嫁が「魔女狩り」の原因の一部であると私は考えている（次章参照）。

この完全な手づまりを救うものは、予定救霊説にもとづくカルヴィニズムの「魂が究極に救われるか否かは人間のはからいを超えたものであり、人は神から与えられた現世の天職にいそしむべきである」という思想であろう。カルヴィニズムが、十六世紀のネーデルラントにおける苛烈な宗教闘争の最後の勝利者となりえたのは、カトリック・スペインからの独立戦争を勝ち抜き、その後における近代国家の行政を能率的に維持する現実能力と職務忠実をもつ集団を所有していた唯一の宗派であったからと思われる。彼らは過去に範例を求めた。それは中世自治都市において成功した重商主義である（トレヴァー＝ローパー）。さらに十三世紀以来、たえざる海の侵入から農地を守り拡大していったオランダ農民の実践倫理がその基底にあったと思われる。十七世紀初頭以来、一世紀にわたってオランダは「インターナショナル・カルヴィニズム」（大木英夫）の根拠地となり、思想とともに重商主義と干拓技術と勤勉清潔の日常倫理を輸出する。オランダ人たちの営みが他のヨーロッパ人たちにとって最終的に妥当な解決と見なされたことは、ゲーテの『ファウスト』が、魔術的・ネオプラトニズム的な世界を遍歴してのち、水路やダムをつくって農地を拓いている人たち（これは全くネーデルラントではなかろうか）のところに辿りつき、それに協力したとき、「瞬間よ止まれ、お前は実に美しい」と言いえたことにも例証されよう。同じく、ヴォルテールの『カンディード』は三十年戦役の荒廃や南米の黄金にあふれる新天地をへめぐってのち、「まず、自分の土地を耕さねばならぬ」という結論に終わる。二十世紀においてもT・S・エリオットの『荒地』の現代地獄遍歴が「結局せめて自分の土地でも耕そうか」という呟きに至るのも、この系譜に属するであろう。

しかし、おそらくヨーロッパにおける勤勉の倫理は、いくつかの点でわが国の執着気質的職業倫理と異なっている。M・ウェーバー[14]のいう「職務忠実」は、より「職人根性」に近い。ウェーバーが好んで引くフランクリンにしても彼の自負が「よき印刷人」であったのは、その墓碑銘に見るところである。そして、わが国の倫理が「家」の復興、「村」の復興、すなわちとにかく「ウチ」的な共同体の再建をめざすのに対し、より個人的であり、より端的に業績原理的であり、要するに再建の倫理としての刻印が稀薄である。

アメリカにおいて、「勤勉の倫理」がフランクリンのようなイデオローグにもかかわらず、より端的な「競争の倫理」に置換されるのは、おそらくフロンティア拡大運動が一契機である。勤勉の倫理は、みずからの伝統的な居場所において〝がんばる〟という歴史的自己救済の性質をもっており、移住・占拠による地理的自己救済への窓が大きく開けるとき、その迫力は急激に弱まる。

産業革命は、イギリスにおいて国教徒によって推進されたともユニテリアン派によって推進されたともいわれるが、もはや個人に内在する良心にもとづく勤勉の倫理を必要とせず、結果的には、より端的な「支配の倫理」を前景に出してくる。近代的・集約的な機械生産に適合した変化であろう。イギリスにおいて、インターナショナル・カルヴィニズムを熱烈に受容したのはスコットランドであり、ここではノンコンフォーミストとしての彼らの抵抗（民族的同一性の維持でもある）を支えつつ、「支配の倫理」に対して相補的役割を演じるという二重性がみられる。たとえばもっとも極端な清教徒であるクェーカーたちが、産業革命のアンチテーゼとして、工業化が精神に及ぼした害毒を救うべく、もっとも牧歌的な地に有名な「ヨーク退息所」を建設して精神病者を看とったごとくである。

のこる問題は、執着気質的職業倫理の盲点と命運である(15)。

4 世俗倫理の盲点

そもそも、ひとつの性格がひとつの地域、民族、国家で卓越することは、無条件ではありにくいことである。おそらく事情はこうであろう。ある文化がある歴史上の時点において解決を迫られている問題は、平等にすべての〝気質〟の問題設定や問題解決の指向性に適合したものではないと考えられる。社会が直面している困難が、まず個人的平面で解決をもとめられるとき、その問題解決に適合した指向性をもつ気質者がいわば〝歴史に選ばれて〟前景に出てくる。一般に、どの個人においても緊急の事態、困難な事態、不如意の時期、突発事、窮地などにあっては、その気質のもつ指向性が尖鋭化し、むきだしとなりやすいことを付言しておくべきであろう。ここで、まず、少数の人間が個人的平面に投射された問題解決に成功する。この成功は、同じ気質者や、模倣を主な問題解決の指向性とする者、たとえばヒステリー性格者における類似の行動を誘発するであろう。そしてこのような成功者が、まず小集団における問題解決の衝にあたる率が高まる。また問題を社会的平面に移して同じ形の解決を指向する人々が出現し、「指導者」がうまれ、下からの「キャンペーン」や上からの「改革」あるいはさまざまの中間形態がとられる。ここで、元来は気質性格に固有の問題解決への指向性であったにすぎないものが、個人の美質として意識され、社会的に承認され、やがてそれを一つの実践倫理として組織し編成する「イデオローグ」が出現するだろう。こうして性格特徴の実践倫理への転化がなしとげられる。

しかし、この実践倫理は、外的事情によらずとも一過性の刻印を帯びている。すなわち問題解決の進行それ自体によって、衝にあたるものは次第に自らの指向性に適した問題を消尽し、不適合な問題に直面する率が高まる。また倫理道徳化による拘束はその人の行動選択の自由を奪い、他の副次的指向性に頼ることを困難にする。徐々に単なる追従者は去り、担うものの少なくなった荷を、不適切な形で担わなければならなくなる。失調を起こすものが次第に目立つようになるであろう。

ミネルヴァのふくろうは黄昏に飛ぶ、というたとえにも似て、失調者が目立つ時期が、一つの疾病好発性格として精神科医の認識対象にのぼる時期であるかもしれない。ここでかつて道徳的美質でありえたものが、潜在的に病的な「症状」に転化する。

とすれば、一九三〇年代以後、とくに戦後における「執着気質」あるいは「メランコリー型」の認識は、それ自体が一つの兆候でありうる。ここで、ことさら執着気質的職業倫理の盲点と命運を云々する必要はないかもしれない。なぜならそれは、執着気質者——彼らはこの倫理の比較的不器用な、しかもより自由度の少ない、心理的に拘束された実践者である——の諸特性として目のあたりに存在しているからである。高度成長を支えた者のかなりの部分が執着気質的職業倫理であるとしても、高度成長の進行とともに、執着気質者の、より心理的に拘束された者から順に取り残され、さらに高度成長の終末期には倫理そのものが目的喪失によって空洞化を起こしてきた。著者はこの時期に、そのあとに来るものはあるいは、より陶酔的・自己破壊的・酩酊的・投機的なものではないかというおそれを述べたが(16)、それは一時期、現実のものとなったようである。二宮の仕法のごとく、利潤を配分することなく、その享受のレベルを抑えて設備投資に再投下する積小為大の企業版は、欧米企業の職業倫理上、決してなしえないところであるが、その果てに利潤を土地に投機しはじめた。それは目的喪失による行為というのみでなく、一つの自己破壊行為でありうると思われる。なぜならば、他方に執着気質的職業倫理にもとづく努力によって企業を富ましめる多数者が同じ倫理にもとづく貯蓄によってこの高価な土地を購入しなければ、それは死物と化するという矛盾がある。* なお多くの帰結を語りうるであろうが、問題はなお残るのであって、この倫理は、一見「ソト」に出てがんばるかに見えて真の「ソト」が見えず、個人的にも社会的にもかえって心理的な意味での「ウチ」の肥大を起こす。一人、一家、一村ががんばることは、小規模であれば純粋に肯定しうる事態であろうが、規模が大になれば他に被害を及ぼさずにはいられない。たとえば大規模の新田開拓が既存田の水不足を来たし、新田免税期間をすぎれば一村の年貢の加重を招く、など。江戸時代でも二宮的努力は必ずしも純粋に歓迎されなかった。しかし江戸時代は絶対の「ソト」を欠いた時代であって、「ソト」に出てがんばるといっても、その「ソト」とは真の「ソト」でなく「ウチ」のなかの「ソト」であった。現代の「ソト」はそうではない。重大なのは、事柄自体よりも事態が盲点に入って認知されないことである。

いまひとつ、「ものごとの維持が再建よりも困難な倫理である」という欠陥がある。「とりかえしをつけよう」という努力には無理はあっても不安は少ないであろうが、再建——文字通りの再建ではなく、擬家父長的共同体は結局とり戻せない——のあとの維持は「とりかえしがつかなくなったら大変である」という動因にもとづく努力であって、不安を動因とし、恐怖が生じる（現象的にはかえって躁状態に似た事態となるかもしれないが）。社会的是認のスコアとして、執着気質的職業倫理は今日なお生きているといえようが、次第にこの倫理は、より困難で不安を伴う「維持」の問題に直面しなければならなくなりつつある。太平洋戦争直前の御前会議には、「とりかえしがつかなくなったら大変である」という不安が漲っていた。

ウェーバーによれば、ヨーロッパにおいて、現世的快楽へのプロテスタント的な禁欲にもとづく資本主義の精神が成立したことそれ自体が、すでに「純粋に宗教的な熱狂がすでに頂上をとおりすぎ、神の国を求める激情がしだいに冷静な職業道徳にまで解体しはじめ、宗教的基盤が徐々に生命を失って功利的現世主義がこれに代わるようになったとき」である。つまり過渡期的な職業倫理、良心の源泉としての「父なる神」が死滅してゆく中間段階に特有な職業倫理であるといえよう。イギリスにおいては、宗教的熱情は十七世紀のピューリタニズムから、十八世紀にはより禁欲性の少ないヴェズレイアンに、そして十九世紀に入ると本質的に世俗的なヴィクトリア朝の道徳に変わる。ドイツや日本においては、近代に入っても、国家に主導された資本主義という後発性が、勤勉の職業倫理を最近まで温存したのかもしれない。ドイツ人ウェーバーが冒険的な投資商人や資本家でなく、むしろ経営者、管理者はもちろんのこと、従業員までを、資本主義精神の担い手として含めていることは、このことと無関係ではないであろう。

わが国においても、明治以後の天皇制は、武士の倫理を前景に押し出すごとくに見えながら、その実、多くの農民倫理を吸収し換骨奪胎して、改めて上からのものとして国民に与えたことは、安丸の指摘するごとくであろう。近代の天皇制は、安心して勤勉と工夫にいそしめる保障のごときものを国民に与えることにほぼ成功してきたようである。[**]「日本的経営」とは、従業員までを資本主義精神の担い手に含めるウェーバーの定義を現実におし進めることである。

しかし、再建の倫理としての執着気質的職業倫理は、決して共同体的な、あるいは真に家父長的な「ウチ」世界を現実には再建しない。執着気質的職業倫理にもとづく努力は、再建の倫理として心理的には「合体」[17]への志向に対応するであろうが、努力自体が、幻想の地平においてはともかく現実には「ウチ」の世界の再建とそれへの合体を成就することは、あっても稀有である。現実には彼らは「会計の社会」(ロジェ・カイヨワ)におけるモーターの役割を演じつづける。この倫理はその晩期に至って、仕事のほかに楽しみも見出せず、趣味もない、人格が仕事によって「占領」されてしまった多数の苦渋な人々を生み出してしまった。かつて、この倫理は一つの「野暮《やぼ》」として、「粋《いき》」といういま一つの世俗「倫理」と対立しつつひそかにそれに支えられていた[18]。今日も、多くの「成功」した会社員は小唄などを晩年に至って習いはじめるが、楽しみというより一つの「せねばならない」という社会的規制による点が多く、またしばしば「家元」制度などの、彼が新しく遭遇する世俗的階層秩序への「二度目は茶番」的な加入に重きが置かれる。

江戸時代における世俗化がすでにヨーロッパの世俗化よりも徹底したものであったのに対応して、執着気質的職業倫理はその第一歩から世俗倫理であった。しかもわが国においては、父親の位置は江戸期にもすでに――おそらくつねに、であろう――たとえば中国のそれに比して弱い。中根千枝氏がなにかの機会に語っておられたかと記憶するが、中国の父親は存在しているだけで父親であるが、日本の父親はたえず、自分が父親であることを、社会的有能性を前面に出して、家族に示しつづけなければならない（この事情は東北地方については保留しなければならないかもしれない。東北出身の精神科医同僚たちは、異口同音に炉辺における父親の威厳について語る）。しかも、わが国の家庭は、たとえば官憲などの外的介入に対する不浸透性が諸外国のそれに比して著しく低いこと、諸家の指摘するとおりである。父親は家族を守りとおせない。執着気質的職業倫理それ自体、この父親像の脆弱さをそのなかに織り込んで成立しているといってよいが、ますます「父親なき社会」と化しつつある現代において、執着気質者の基本的刻印である伝統志向的・父親志向的・モデル志向的性質をこの倫理が支えとおすか否かは、かなり疑わしい問題である。

しかし、とにかくこの倫理は、この倫理に立つ者を、社会から超脱した「孤立者」と、接触恐怖を全く失った陶酔的な「群衆」（エリアス・カネッティ）とのいずれにも属さない者とし、そういうものとして「会計の社会」に不可欠な骨格としつづけてきた（いかにこの倫理を疎んじる者も、自分の関係する銀行、郵便、鉄道、病院等々の人々がこの倫理に立つことを望むであろう）。これが風化したとき、それに代わるものは何でありうるであろうか(19)。それは、うつ病のあり方がどのようになるか、を超えた大きな問題であろう。

＊　この予想は一時期、現実化したかにみえた。現在の執着気質的職業倫理は、神風連における武士の倫理、あるいは国学者玉松操における復古の倫理のごとき形骸化への道半ばにあるのでなかろうか。教育面において「先進国」韓国にやや後れて起こった渦巻状（吸い込み穴的）構造（ヘンダーソン）がすべてをまきこみつつあるかに見えるが、父兄、教師、生徒三者において、ひとしく、この倫理の有効妥当性への信頼は明らかに空洞化しつつある。（補、一九七六年）

＊＊　実際、明治天皇や現天皇の個人的イメージは、質素、勤勉、禁欲、滅私であり、身辺に仕えるものへの思いやりである。この点で、優雅の源泉としての過去の宮廷との間には一見断絶がある。現天皇は生涯を通じてゴム靴を穿いてみずから田植えを行なったが、このイメージは、その弟宮たち、あるいは他の皇族たちのイメージとひどく隔絶している。

付　自己抑制の倫理——武士階級

二宮尊徳をめぐる考察によって得た一つの結論は、江戸時代の倫理は、士農工商の各階層ごとにひとまず分けて考えねばならないことであった。

職人階級については未だ私には論じるに十分な用意がない。農民階級についてはすでに二宮尊徳をかりてある程度論じえたと思う。重税を課されていたとはいえ、「法の支配」は、先行する戦乱の世に対比するとき、相対的に安定した計算可能性を与えたのであって、浸透する貨幣経済に当時世界にも抜きんでた識字・記録・計算能力によって対抗し、ときには一村一地方が挙げて新企業にのりだした。とくに農村の辺縁部が注目される。たとえば、山の人が江戸初期に「第一次定着」を行なった、その子孫に今日の大商社の相当部分が淵源するごとき、二上山麓の当麻寺の僻村から近代大製薬業のほとんどすべてが発祥したごとき、能登半島人がなお東京の公衆浴場の八、九割を占めるごとき。みな、今に生きる江戸時代中期以後の農民倫理による遺産である。

実際、おおよそ元禄期を境にして、室町・安土桃山の大商人たちは、劇的な「淀屋のお取り潰し」を俟つまでもなく次々と没落するか、廃業していった。十九世紀中葉、北氷洋における捕鯨船団の大難破を契機にニューイングランドの資本家が金利生活者に転化し、米国の捕鯨業が衰退したときほど破局的ではなかったにしても、十七世紀のタイランド湾における日本商船隊とイギリス海軍の接触、それにつづく家光の賢明な官僚たちによる日本船隊撤退命令から、鎖国に至る事情には似通うものがあった。江戸中期以降の都市商人は「近江屋」「越後屋」などの屋号にみるごとく、農民文化辺境人の転化したものであり、彼らの家訓の示すとおり、農民的勤勉の倫理を引き継いだ。投機は法としても倫理としても負の価値を持ち、成功した場合も非難された。象徴的なのは、北前《きたまえ》貿易(日本海航路による北海道＝大坂貿易)における船隊の行動である。悪天を避けて避難港に集結した船隊は必ずいっせいに出航した。船頭の判断による単独出航は、もしそれが裏目に出ればきびしく罰せられた。いっせい出航はこれに反して、いっせい難破に結果しても人知の及ばざるところとして免責されたのであって、これは「隣り百姓」の倫理であり、いかに紀伊国屋文左衛門が例外視されたかの裏面でもある。

しかし、一四五〇年から一六五〇年の二世紀における東南アジア貿易の過去は拭い去られたのではなかった。日本商船隊が世界を周航することはついになかった。しかし年に一度泰西のゴブラン織りに美々しく飾られた〝船隊〟が、かつて「京の富は海上にあり」といわれた京都の街区を周航する。この見果てぬ夢は、開国後わが遣西使節が至るところに日本商品がすでに輸出されているのを発見して驚嘆する事実にも現われている。日本の投機的商人は開国を待ちかねているほど、その野心の抑圧は軽かった。すなわち、一八五三年、黒船来航の年は、岩波版『近代日本歴史年表』の第一ページであるが、この来航の衝撃は各階層によって大いに異なっていたことに注意しなければならない。商人層は開港と同時に生糸、漆器などの販路拡大を熱烈に追求したのであって、それは明治維新以前のパリに japonaiserie（日本趣味）を発足させるほどのものであった。

彼らは江戸時代を通じて、折にふれての御用金を課せられていたとはいえ徴税の対象外であり、とくに畿内の町人は暦学者麻田剛立の例にみるごとく傑出した学者町人を生み、さもなくとも、豪商の教養と洗練は武士をしのぎ、彼らの文庫は漢籍（ときには蘭籍）に満ちており、商業を正当化する倫理の建設がくり返し試みられた（今日なお懐徳堂は存在し、そこで講義する機会を与えられることは関西の学者の以て名誉とするところである）。

農民は開国に伴う低額農産物の流入によって、開国以前に営々と開拓した、貨幣経済の浸透に対処する換金作物が無価値となることをくり返し経験した。棉が、麻が、藍が、塩が、砂糖が、菜種が次々にわが国から姿を消した。それは今日までつづいている。国産のレモンが消滅したのは僅々二〇年以内である。しかし「立て直し」の倫理に拠る農民は、この、エスカレーターを逆向きに走るがごときテストに耐えてきた。明治以後の相当期間かえって重くなった地租にもかかわらず。

では武士階級は？　江戸時代における武士ほど独特な、奇妙な存在はない。

彼らは、支配階級であり、約八〇万と推定される彼らは、支配の根拠を彼らの独占する「武」に置いていた。しかし、いかなる「武」であったか。なるほど彼らは過去において武を以て天下を統一した側に加担した武人の子孫であった。彼らの同一性はその日々怠ってはならないとされる武道の修練にあり、またそれにふさわしい挙措動作にあった。彼らは常住座臥、たえざる内的緊張を強いられた。雨が降っても駆け出すはおろか軒先に寄ってもならなかった。つねに道の中央を闊歩し、十字路では中央で直角に曲らなければならなかった。

しかし、この修練と緊張は、何のためであったか。「一朝有時」とは全く想像外の事態であった。江戸期二五〇年間の何世代かの武士の大部分は、一度も武を行なうことなく世を去っていった。彼らはなるほどある状況においては刀を以て、自らのあるいは自らの家の名誉を守らねばならなかった。しかし、刃傷事件は必ずきびしく詮議された。一言にしていえば、彼らは刀を抜く一瞬、自らと家族、家系の運命がその行為にかかっていることを意識しなければならなかった。

彼らは秀吉以来の城下町集中によって、土地というかつての存在基盤から切り離されていた。檀家制度（布教の禁止）によって宗教的基盤からも切り離されていた。上昇可能性はとぼしく、主君の寵愛によって昇進した者は、主君の死後に悲惨な運命を覚悟しなければならなかった。各藩の政府は建て前は武を尊重し奨励したが、内実は武士、とくに武芸以外に能力をもたない武士の減少を折にふれて企てているようであった。

要するに江戸期を通じて武士階級にはつねに薄氷感があり、去勢感情とその否認が存在したとみてよいであろう。その証拠の一つは、黒船襲来後の尊攘運動である。地獄の釜の蓋が開いたごとき殺し合いは、西南戦争（一八七八年）まで四半世紀にわたって続いた。この間、殺害された外国人は数えるほど少数である。否認された去勢感情の反動としての奇妙な特徴として、階級の自己破壊ともいうべく、主目標は自己階級内部に指向された。

江戸期の公認漢学である朱子学をはじめ宋学は、江戸期武士の心理によく適合している。宋代は、士大夫階級が北方の騎馬民族に圧迫されて次第に江南の地へ王朝とともに移り、土地と切り離されてもっぱら朝廷に寄生するデラシネとなった時代である。それと忠の道徳の、儒教としては例外的な重視とは、無関係でないと思われる。しかも、この「根こぎされた支配階級」の倫理は、行動の倫理よりは自己抑制の倫理、さらには「型」の倫理へと転化していった。宋において以上にわが武士道において然りであった。幕末における武士階級の自己抑制、挙措進退のみごとさは接触した外国人を瞠目させている。それはヴィクトリア時代人の倫理感覚を刺激するだけの見事さがあった。しかし積極的行動の倫理としては、武士道は形骸化していたと言わざるをえない。維新戦争において精強な武士団としての伝統的構造をもって闘い抜いたのは会津藩士と薩摩藩士のみであった。

われわれはここで、大石良雄を例としてとりあげてみたい。四十七士（実は四十六士）の行動は、実に事件が少なかった江戸時代を通じてくり返し語られ、演劇化され武士道の亀鑑とされた。しかし通説によってみれば、この事件およびそれに際しての大石らの行動にはいくつも不思議な点がある。

赤穂浪士の物語には虚構が多くはいり込んでいて分かりにくい。しかし、浅野内匠頭の吉良上野介への殿中での刃傷の理由が、かりに進物の有無に関係していたとすれば、内匠頭を追いつめたものは上野介だけではなかったはずである。

この種の事柄（進物であろうと一説にいう製塩の秘密であろうと）を藩主が決定することは幕藩体制ではありえない。それはたかだか江戸詰め家老の裁量する問題である。もし内匠頭の家来たちが、そのような贈与を無価値な行為としたとするならば、それはこの、製塩業という藩営事業によって公称石高の三倍を得ていた内福なこの藩のテクノクラートたちの価値観の問題でしかありえないだろう。赤穂の製塩は、当然、藩の経済テクノクラートたちに元禄期の京大坂の町人たちとの接触をもたらす。われわれは、大石良雄の祇園における遊興がいかなる事態を前提にして可能であったかを少し考えてみればよい。祇園で豪遊するための十分条件は金銭では決してない。挙措動作の末に至るまで町人文化の洗練を身につけている「粋」な人間であることが必要であって、大石がそのような人間でありえたのはおそらく、藩営事業を通じて、京大坂の町人たちと同一の文化、同一の価値観を分かち持っていたためであろう。

それはきわめて合理主義的な価値観であったろう。武士道から言えば事の成否は二の次であって、美美しい鎧具足に身を固めて吉良屋敷に討ち入ることがその価値観から導出されるやり方であるべきだ。しかし、大石は敏活な行動にきわめて適した大名火消の服装を採用したとされている。普段着のまま参加したものもあったらしい。これが多人数の武装通行を可能にする策であるという説も、合理主義的・方法的観点を強化するだけである（もっとも伝説にすぎないという説もある）。そして有名な、周到きわまる事前調査と、それにもとづくパーフェクト・ゲーム的な討ち入り。これをはるかに百七十余年後の、神籤によって決行の日時を定め鎧具足に身を固めての、神風連の熊本鎮台襲撃と対比するとき、大石らの合理主義的価値観はさらに驚くべきものといえよう。大石は、決行後身柄をあずかった細川家の厚遇に対する礼として、決して彼の刀でもその他武士を象徴する何ものでもなく、「貴藩にはハゼの木の殖産が適している」という助言を贈っている。この経済テクノクラートにとって何がもっとも重要であったかという、彼の価値観を如実に示す挿話といえるだろう。

おそらく、大石は主君の事件を耳にして、藩営企業の越えがたい限界を痛いほど知らされたに違いない（つまり主君を追いつめたのは彼らでもあった。内匠頭は江戸期の君主として「よきにはからえ」といかなる進言にも答えたであろう）。そして、いかに京大坂の大町人と価値観の共通な面があったとはいえ、正念場においては武士として行動しなければならない「境界人」としての自らを意識したであろう。それがお家再興を狙ったものであろうと、吉良家への処罰を願ってのことであろうと、藩士の就職運動であろうと（いずれの目的も部分的に実現したが）、彼の現実に行なったことが合理的見地からの完璧な軍事的ショウ・ダウンであったことだけはまちがいない。この完璧性は小規模とはいえ江戸期を通じてはもちろん、近代のクーデターにも稀有な質のものである。そして、とにかく、一七〇二年の一事件が、自己抑制の原理としての武士道倫理と合理的行動の原理としての江戸前期町人の倫理との接点においてのみ成立しえたものであったことは言ってもよいであろう。そして行動の積極面を担ったのが町人の倫理であったのは注目すべき逆説である。

大石良雄とともにわれわれは江戸期の武士の倫理の生成期にある。そして他の階層との接点において生じた行動の特異性をみた。次にわれわれは、その終末期、明治における一つの秀抜な形態をみることとしよう。

森鷗外は武士の出ではなく藩医の家柄である。その属する津和野藩は第二次長州戦争において真っ先に長州に降伏した。以後の鷗外の伝記は周知のとおりであるから省く。

ところで鷗外の作品は鷗外山脈ともいわれ、その代表作についてはあらゆる見解がある。私は、彼の一生を集約するものとして詩「沙羅《さら》の木《き》」を挙げたいと思う。

褐色《かちいろ》の根府川《ねぶかは》石に

白き花はたと落ちたり
ありしとも青葉がくれに
みえざりし　さらの木の花

この詩は鷗外の全詩のなかでも例外的に緊密な構成を持っている。押韻もさることながら、「褐色の根府川石」「石に白き花はたと」「たり／ありしとも青葉がくれに／みえざりし」に代表される頭韻・中間韻の美は交錯して、日本詩のなかで稀有な全き音楽性を持っている。彼は、それゆえにこそ詩集全体にこの詩の名を冠したのであろう。

沙羅の木はわが国ではナツツバキであり、七月に咲く森の花である。芥川龍之介にも同一の花に託した詩がある。

またたち帰る水無月《みなづき》の
歎きを誰に語るべき。
沙羅《さら》のみづ枝《え》に花咲けば
かなしき人の眼ぞ見ゆる。

これは明らかに悼《いた》みの歌である。一歳《ひととせ》前の共通の記憶を喚起する沙羅の花は還らざる恋への悼みをよみがえらせる。その反復される連体形末尾と七五調は、ある苛ら立ちをわれわれに伝える。これは鷗外の五七調の重量感と対照的である。また鷗外の詩とちがって、ボードレールのいわゆる音とイメージと意味の照応の森はここにない。事実これは連作の一であり、他のものでは断ちがたい未練はさらにあらわである。

では鷗外の沙羅の木は？　これもまた悼みの詩、喪の詩であると私は考える。その了解は一筋縄にはゆかないかも知れない。しかし、これがボードレールの詩句の巧みな換骨奪胎であることに気づいた人があれば、おのずと事は違ってくる。日本語のみごとな定型詩であり、中国の五言絶句を彷彿とさせながらしかもそれは『悪の華』の「不運」の最後節（拙訳）のほとんど正確な意訳である。

かくも重き荷　挙ぐるには
シジフォスの士気なかりせば。
なすべきをわれは心に抱けども
芸ながく時は短し。

名を挙げし人の奥津城《おくつき》遠み
ただひとつ離《さか》りし墓地めざしつつ
タンバリンのごと、わが心

搏つかなや、死への歩みを。

——鶴嘴《つるはし》も探針《さぐり》も入らぬ
忘却と闇に埋れて
眠る宝石《いし》、いと多し。

心ならで、秘密のごとく
甘き香を深き孤独に
放つ花あまりに多し。

小倉退隠時代、鷗外の失意のときに彼はボードレールと仏典に親しんだとある。これは一つの鍵である。もう一つの鍵は「沙羅の木」にあると私は思う。鷗外の家には沙羅の木が一本あり、彼はその花をいたく賞でたという。所説によれば死去の年、その木はひときわ多くの花をつけたといわれる。

しかし、もう少し文学的脇道をしよう。というのはエリオットも指摘するとおり、ボードレールの後半六行も、トマス・グレイの「墓畔の哀歌」の一句の換骨奪胎である（同時代人がすでに気づいていたらしい）。すなわち、その一スタンザは

Full many a gem of purest ray serene
The dark unfathom'd caves of ocean bear:
Full many a flower is born to blush unseen,
And wastes its sweetness on the desert air.

この詩は『新体詩抄』に訳があるが、そのダルな邦訳が鷗外を触発したとは思いにくい。逆にボードレールの第三節は、マラルメの「エロディヤード」のなかでも絶唱とされる部分の本歌ともなっている。(拙訳)

しかり、われはかえりみられざる女、わが咲くはただ、ただ、わがため。
汝《なれ》は知らずや、精巧なる洞窟《ほら》のめくるめく奥に
隠されたる紫水晶《アメシスト》の園を。
創世のままなる大地《つち》の、暗き眠りの下に
汝《なれ》の若き日の光を堅く守る、知られざる黄金《こがね》を。

(「汝」は対話の相手「乳母」)

すべて、埋れた宝石あるいは人知れぬ森の花に託してグレイはついに世に花開かざりし、埋れ朽ちた天才を悼み、ボードレールは、自らの才の認められざるを悼み、マラルメはむしろそれを誇る

（ナルシシズムの絶唱ともいえるだろう）。

では鷗外は？　おそらく鷗外は、日露戦争における戦死を予感してこの詩を記したのではないだろうか。明らかに自らへの悼みの詩であると私は思う。現に根府川石は墓碑銘に使われる石であり、褐色は（当時、日本陸軍の制服は黒からカーキ色に変わりつつあった）戦場の色を思わせる。そこに白き一輪の花の落花。これは自然に軍人としての死のイメージを喚起する。しかし、軍人としての？　椿は江戸以来、首が落ちるのに似た落花の様を忌んで武士の植えない花であった（逆にその怯懦を忌んで椿を紋様にし、いたるところを椿のデザインで飾った武士もあった）。沙羅の木は夏椿である。椿として武人の死を連想させる（「はたと落ちたり」）。しかし鷗外が武人でなく医官であるごとく、夏椿は椿に似て椿ではない。それは季節はずれの花であるだけではない。椿が群がって咲き、群がって散るのとは異なり、夏椿は森のなかに孤独な樹としてそびえ、花は一輪咲いては一輪散る。集団の死ではなく孤独の死、さらに非時の死である。この非時という意味は単に戦闘者でない医官というだけではないだろう、ヨーロッパ的教養を持ち、おそらくロシア軍のなかにむしろ共に文学を談ずる士を見出しうるであろう人の孤独であり、まだ自分の仕事をなしおえていない人間の非業の死であるだろう。

そして夏椿は、わが国では沙羅の木に比定される。それは『平家物語』を直ちに連想させるごとく、二つの軍事集団の闘争（源平でもあるが眼前の日露でもある）のはかなさの象徴でもある。しかし、また、鷗外は仏説の沙羅の木が単にこの種のはかなさの象徴にすぎないものでないことを知っていたであろう（ボードレールと仏典を研究していた小倉時代を想起されたい）。仏伝は次のように述べる。仏陀は、自らの肉体の死を予感されたとき蔭深き沙羅の木の下に身を横たえられた。仏陀のおられる四隅にはそれぞれ一対の沙羅の大樹があった。大樹の一本は栄え一本は枯れていた。枯れている一本はシャカ族を表わし、栄えている一本はシャカ族を滅ぼしたコーサラ族を表わすという。仏陀が涅槃にはいられたとき、沙羅の木はいっせいに花を咲かせた。それは非時の白い花を一時に示したのである。次に四対の沙羅の木は枝を組み合せて一つとなり、仏陀の横たわる上を覆いつくし、一時に白変し枯れたという。仏伝によれば、これはシャカとコーサラ、興るものと亡びる者、東と西、北と南の融和合一であるという。鷗外は東西の合一を軽々に口にする人でなかった、その子女に欧名を付しても。ましてやシャカ族とコーサラ族を津和野藩とその西の強大な長州藩に比定することなどは。しかしこのきわめてポピュラーな（現代では『広辞苑』にも載っている）仏説を鷗外が知らなかったとは考えにくい。

しかし、所詮、夏椿は沙羅の木ではない。日本の夏の爽やかさを感覚させる花である。この花を鷗外が身近に鍾愛していたことはすでに述べた。それは、一輪ずつ咲き落ちる孤独な花であるだけではない。「森」の奥深く独立樹として育ち、しかもその幹や枝や葉ではそれと知られない。落花をみて人ははじめて人は森に知られざりし（「ありしとも青葉がくれに」）、沙羅の木の存在したことを知るのである。五七調と精密な音のモデュレーション（転調）と「言い切り」、体言止めの示す、この墓碑銘的静謐。森林太郎の名との符号や、鷗外がデビュー以来、毀誉褒貶のただなかにあったことへの鬱憤はもはや蛇足である。

現実には彼は戦死せず、長い沈黙ののちに散文詩「盃」を以て文に還る。そこには、西欧人あるいは混血の少女が和装をしてフランス語で七人の娘（ミューズの人数！）に「私の盃は小さくとも私は私の盃で飲む」決意をくりかえし語る。

彼の文章は次第に自己抑制を強め、後世、その意味での範例とされる。「盃」は冷えた熔岩でつくられていた。しかし彼はついに白い花を語ったであろうか。「夏椿の花」を唯一の鍵として「森*」の真奥の秘密（それは言詮を絶したものでありうるが）を抱いて世を去ったことが彼の最大の自己抑制だったかも知れない――。

私は江戸期武士のエートスを、ともに境界人である初期の大石良雄の行動と晩期の森鷗外のおそらくは生涯を要約しうる一詩の分析によって示そうとした。このエートスがその純粋形態において自己規律の倫理ではあっても、行動の倫理でありえないことを少なくとも逆照射的に示唆しえたとすれば私の目的は果たされている。

* これはエルザに象徴される西欧の「無垢なる少女」の神話の毒に青年期において触れたことと関係しうる（子女への欧名！）。この神話が魔女狩りの残映であること、あたかもわが「近代的自我」の神話が武士の去勢感情（それは黒船の衝撃で、にわかに顕在化した）の二十世紀版のごとくなるは次章に述べる。

第三章　西欧精神医学背景史

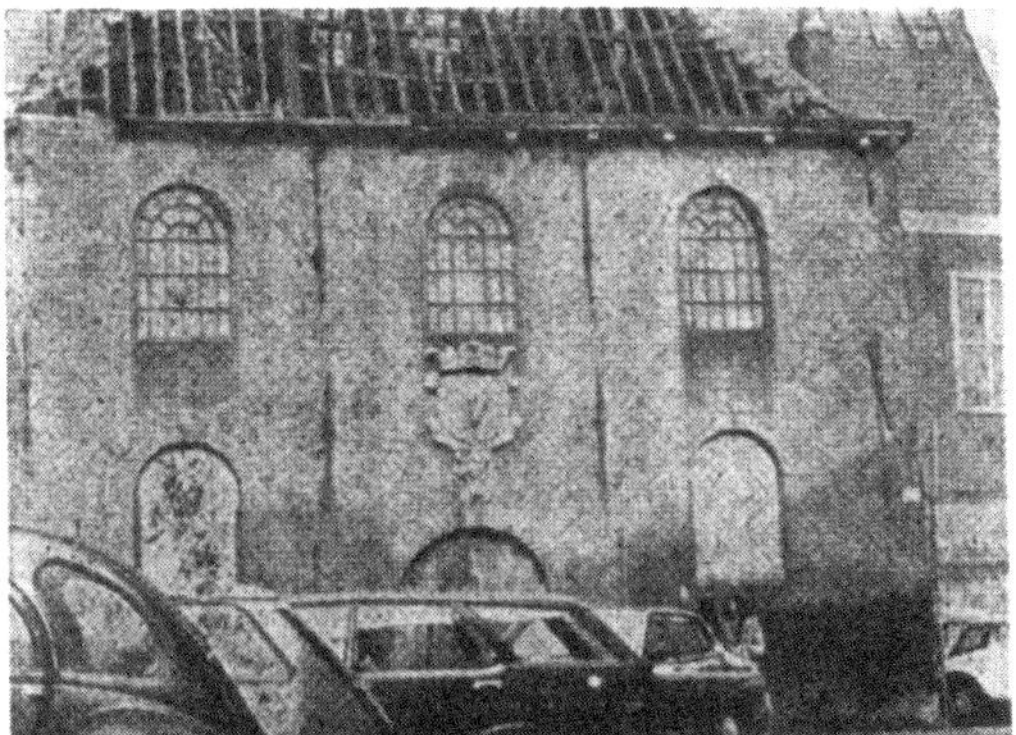

ブールハーヴェの建設した世界最初の大学付属病院
（オランダ・レイデン市に廃屋として現存．山中康裕撮影，1977年秋）

本稿は、われわれが一世紀このかた採用している西欧的精神医学の歴史的背景を見直そうとした、ささやかな努力の一端である。宗教との関係の重視はおのずからのものであったが、類書がなく、執筆は筆者に過大な課題となった。かかる最初の試みが過ちなきことはありえない。読者のご叱正を待つところである。さらに「(西欧)精神医学史とは果たして歴史叙述の妥当な範囲なりや」との疑問は筆者にたえずつきまとい、結局、背景史という形として完成させたが、歴史家の眼にも精神科医の眼にも別々の意味ではなはだ不満足なものとなったことを恐れるものである。(一九七二―七八年)

序

精神医学は狭義においてはきわめて新しく、十九世紀において多数の医学分科の内科および外科から分化したとき、その掉尾として内科から分かれたものであり、系統的なその歴史はたかだか十八世紀後半より以前には遡《さかのぼ》りえない。それ以前の系譜を遡ろうとする試みは孤立的・離散的な諸事実に架空の連関と伝統を賦与するに終わるであろう。T・クーン⑴の用語を用いれば、十八世紀後半以前は〝前パラダイム期〟である。しかし、それ以後今日までも、たとえばフロイト、クレペリーンのごとき偉大なパラダイム・メーカーにもかかわらず、なお「パラダイム間の闘争期」を出ておらず、あるパラダイムの終局的勝利と通常科学への移行の見通しはほとんどない。

精神医学史全体が必ず科学史の枠内に収まりうるか、収められるべきか、がそもそも問題である。ギリシアにおいてもヨーロッパにおいてもヒステリーの発見は古く、強迫症の発見は新しい。てんかんの発見は早く、妄想症の発見ははるかに遅い（前者は文献的にも楔形文字文書に溯りうるのに、後者は近代の発見といってもよい位である）。これらが単に自然科学的発見であり、その遅速を単に自然科学的難易の差によるとしてよいであろうか。一つの「治療文化」⑵の下位文化としての精神障害治療文化の特質に左右される部分がより大きい疑いは、ただちに湧き起こるところである。

ギリシア以来の西欧精神医学史という課題は与えられたものであるが、ギリシア・ローマ文化、イスラム文化、西欧文化がそれぞれ別個独自のものである以上、語義の矛盾である。著者の試みは三者の「治療文化」の特質を類比し対比しつつ、継承連接関係を浮き彫りにしようとするところにある（ここで背景史とは空間的背景のみならず、時間的背景の歴史と解されたい）。与えられた紙幅では素描のまた素描となることはまことにやむをえない。個々の人物とその学説は大幅に既存の成書に譲ることとする。

1　古代ギリシア

われわれはギリシア以前の地中海文明の精神医学についてはほとんど何も知らない。私の知る限りただ、K・ケレーニーの『ディオニュソス』に「けしの女神」の土像が挙げられており、「おそらく、アヘンの恵みを表わしたものであるが、そのような薬物の使用自体、より古型のエクスタシーの堕落的形態であろう」という見解が述べられているのに接するのみである（第一章の中扉のカット参照）。

ギリシアは二つの顔をもっている。きわめて独自な面と、古代オリエント世界の二次的派生物という面である。

何波かの民族移動によってこの多様性を約束された半島に次々に定着したインド・ヨーロッパ民

族は、まず伝統的な牧畜と、新しく（おそらく先住民から学んだ）農耕を始め、これまた先住民から学んだ航海術によって農閑期には海上に出た。それは投機的貿易の場合も、植民地獲得の場合も、端的な戦争の場合もあった。この初期に成立したホメーロスの二大叙事詩「イーリアス」と「オデュッセイア」は後代までギリシア人に生の規範を与えた。まず主にギリシア史家F・R・ドッズ(3)によってホメーロスにおける狂気を見ることとするが、これはギリシアをその独自な面からみることである。

ホメーロス的世界においては古代オリエントと大きく異なって、呪術や魔法を知るどころか、魂あるいは人格についての明確な観念が欠けていた。自己の属性と自他ともに容認しうるものは、技能に限らず、感性、性格まで「知っているもの」とされた。「無法な事柄を知っている」とは「乱暴者」ということである。逆に自己処分可能性の範囲外にあるもの、たとえば内臓の動き、着想、忘却、想起、突発的勇気、事件、狂気などは超自然的外部の干渉に帰せられた。

彼らの最大の道徳的強制は羞恥 aidōs（社会的評判への顧慮）だった。ケレーニー(4)はアイドースをローマのレリギオ（religio 慎しみ）とつながる古代ギリシアの最重要な宗教的感性としている。このアイドースを救うためにアーテー（atē 狂気）が持ち出された。アーテーのため与えた損害は賠償すればよかった。一般に彼らは行為の結果だけを論じ、内的動機に立ち入らなかった、とドッズは言う。

プシュケー（psykhē 魂・蝶）はホメーロスでは失神時・臨終期に「人間を立ち去るもの」とし

か言及されていない。一種の情動力であるテュモス（thymos〝胸腺〟）のほうが問題となるが、これは自己の一部でなく外部の存在で、声、ときには二つ以上の声として語りかけてくるものであった。すなわち、ホメーロス的人間においては理性対非理性の対立でなく「知っているもの」対「知らないもの」の対立となる。自己所属性を否認された後者は身体の自律的運動から、情動、偶発事まで広範であるが、これらは外部（神、悪霊、そしてテュモス）の干渉に帰せられ、免責され、かくてアイドースが守られる。そして「詩人たちは神々に個性を与え、それによって、ギリシアが魔術的な型の宗教に堕ち込む可能性を消去した」。とはいえ、否認と投射の機制が社会的に合意されていることは代価なしではすまず、「ホメーロス人は精神的不安定を病んでいる」(5)といわれるようになる。

ホメーロス（特に「イーリアス」）は事実としては、割拠し小規模な農牧を営む小領主を中心とする戦士階級の世界であり、以上の心理的習慣は戦士階級の限りにおいて合目的的であるといいうるだろう。しかし他方、文学としてのホメーロスが、ギリシア史を通じて規範的影響を与えつづけたことを念頭に置く必要はある。

ホメーロス的世界のあとは混乱の続くアルカイク時代である。ドーリア人の侵入がギリシア世界に悲惨と貧窮をもたらした。城砦都市としてのポリスが成立し、狭隘で不衛生なポリスはやがて人口過剰となり、これまでも農閑期には投機的な貿易航海に出ていたギリシア人は植民、貿易、戦争にその解決を求めた。この前七世紀の巨大な経済危機のなかで、家父長制は動揺し、階級制は崩壊に向かい、社会の流動性が高まった。前六世紀は家族と個人、新興階級と伝統的貴族間の激烈な政治闘争が生じた。ソローンの立法はこれらの対立の調停の試みである。

この転形期において人間の無能が痛感された。これが外部に投射されるギリシア的習慣によって「神の敵意」となった。神は人を永久に人にとどめるべくその圧倒的な力をふるう。過度の成功は神のねたみを買わずにすまない（「神々は嫉妬深く干渉好きである」）。コロス（koros 成功の生む自己満足）はヒュブリス（hybris おごり）を生み、これがネメシス（nemesis 正義の怒り）をよんでアーテー（狂気、災厄）を招く。「神はその滅ぼさんとするものをまず狂気におとす」。

かくてアイスキュロスの戯曲にみるごとく、神の怒りにふれた当事者にとって、世界は不可視の追跡者エリーニュスから逃れおおせない魔の世界であるが、公衆には、劇の合唱隊の歌うとおり、これをゼウスの正義の貫徹と〝わかっている〟。ここで、対立は「知っているもの」対「知らないもの」と並んで、「慎しみ《ソープロシュネー》」(sōphrosynē) 対「傲慢《ヒュブリス》」となる。

狂気はヒュブリスの結果としての神の懲罰であるが、「限度を越えた成功」がただちにアーテーを招来するとは限らないために、アーテーは世襲され遺伝するものと観念されるようになる。わが国の犬神憑きと似て、その家族は穢《けが》れをもつとされ、呪い（父に暴力をふるうことが讃えられた時代であったので、特に攻撃された父親の呪いだが）の感染を恐れて周囲から忌避された。浄めのために職業的浄め手が発生し、複雑な典礼を行なうようになった。ホメーロスの狂気は衝動的・一時的状態であったが、アルカイク時代にそれは持続的状態となり、ついに個人を越えて家族的とされた。あたかも民族・家族から個人が独立し、この独立が成文法で保証されようとした時期であった。

プラトーンは「昔の人々のなかで名辞を創った人々は狂気を恥ずべきこととも非難さるべきこととも考えていなかった」(『パイドロス』)というが、ヒポクラテースはてんかん患者の感じている恥辱感について語っている(「神聖なる病いについて」)。最盛期のアテーナイでも精神病は忌避され、伝染するものとされ、投石され、唾を吐きかけられた。精神病とはなかんずくてんかんのことであり、これを自然的原因によるとみるのは後代までヒポクラテース、エンペドクレースなど一部の知識人にすぎなかった。てんかん患者自身がしばしば「目にみえない存在によって棍棒で殴られた」と感じていた。エピレープトス(epilēptos)とは、何ものかに捉えられた人の義である。したがって、一方では畏怖されたのも事実である。この両義的態度は現代ギリシアまで続いている。

アルカイク期の緊張のなかで狂気への対処が大きな問題となってきた。プラトーンは狂気を「神の働きにより、習慣となった社会のしきたりを逸脱することにより生じるもの」として、予言的狂気(アポローン)、密儀的狂気(ディオニュソス)、詩的狂気(ムーサ)、エロス的狂気(アフロディテー、エロース)の四つを区別したが、このおのおのは狂気であると同時にその治療でもあった。

アポローンの予言者は、自分のなかにダイモーンの声とされる第二の声をもち、その声と対話し、未来を予言した。彼は世界の一見の混沌の背後に知と目的があることを保証し、未来や隠された現在の意味を教え、「人間としての分際をわきまえ、父の言いつけどおりに行動すれば、あなたは明日安全に過ごせるだろう」と告げた。彼は〝海の広さ〟を知り、〝浜辺の砂粒の総数〟を知っている知的卓越者で、フェレンツィならば〝超自我圧入〟というであろうものを行なった。保守的・権威的・個人的治療であり、選ばれた少数者、男性文化に属しているといいうるだろう。

ギリシアの奴隷制文化が周知のように、男性文化と女性文化とがまったく別個に近いものであったことも強調するべきであろう。B・ラッセル(6)は、ギリシア人が不意打ちやある限度以上の事態によってたやすくパニックに陥ることを、幼時を女性文化に育まれ、少年時代になるとともに、にわかに男性文化に移されたことに帰している。ディオニュソス的治療は、差別された者と女性とに訴え、集団で、ともに叫喚し、脱魂状態で笛や太鼓に合わせて舞踊した。これをオルギア(orgia)という。オルギアは伝染性だった。ドッズはいう、「ディオニュソスは自由を差し出した……差別を忘れなさい。そうすればあなたは合一を発見するでしょう。信徒の群に加わりなさい。そうすればあなたは今日幸福になれるでしょうと説いた」――。すなわち前者の未来の予見にもとづく知的説得に対して、後者は現在の自由と幸福の体験のなかで生命的更新を体験するものである。アポローンの予言が形式化しつつ、後代まで為政者が思案にあまったときに仰ぐものになるのに対して、ディオニュソス的治療は後述の多くの密儀的治療の先駆となる。

第三の詩的狂気は例外者のためのものである。ムーサイは元来、山のニュムフェーであった。詩人となる運命の者はその出立期に荒寥たる山中や風の吹き荒ぶ峠でムーサイ(ミューズ)に出会い、山を降りてムーサイの解釈者＝詩人となる。しかし一方でムーサイに会うことは危険を伴うことという認識があった。『神統記』『仕事と日々』の詩人ヘシオドスも、ギリシアきっての難解晦渋な長詩『ピュティア祝勝歌』の詩人ピンダロスも、この体験がある。これは、精神医学史家エランベルジュ（エレンベルガー）[7]が〝創造の病い〟とよぶものに近いかもしれない。恍惚状態において詩作する熱狂的詩人という観念は前五世紀以後のものらしく、おそらくディオニュソス運動の副産物であろう。哲学者デモクリトスは狂気なくして偉大な詩人たることを否定し、プラトーンは「われわれの最大の祝福は狂気によって生ずる、もしそれが神の贈与による狂気ならば」（『パイドロス』）と言った。

2　ギリシア治療文化の変貌

この時代において増大したギリシアの対外接触は二方面が注目される。一つは前七世紀に始まる黒海貿易（ギリシアのオリーブとウクライナの小麦の交易）によるスキュティア人を介してのシベリア・シャーマン治療文化との接触である。第二は小アジアとの交渉増大で、さしあたりオリエントの流行病と東方の治療文化にギリシアの門戸を開いた。

アルカイク期末期に登場する「イーアートローマンテース」は、予言者、呪術的治療者、宗教的教師を兼ね、シベリア・シャーマンの諸特徴、すなわち宗教的隠棲、鳥獣に力を行使すること、断食、詩作、遊魂、亡失した魂を取り戻すために冥界旅行すること、長時日の睡眠、特徴的な浄めの儀式をもち、伝承でも北方と結びつけられていた。すなわち、スキュティア人アバリスが「北風《ボレアス》の彼方のアポローン」の礼拝を教えたという伝承である。これはディオニュソスの集団的恍惚に満たされない空隙に個人治療として入ってきた。ギリシアにおける大シャーマンとしてオルフェウス、エピメディデース、ピュタゴラース、エンペドクレースがあげられる。これら大シャーマンは魔術師、自然哲学者、詩人、医師、伝道者、カウンセラーを一身に具現したカリスマ的存在で、ギリシアではじめて霊肉の対立（「肉体は魂の牢獄」）と輪廻転生《メタモルフォシス》を説いた。エンペドクレースは肉食を、オルフェウスは肉欲と殺生を否定した。人間はディオニュソスを殺害し食べた邪悪なティターンの子孫であるという原罪意識が生じた。

北方シャーマニズムの直接的影響が、何人かの「前ソクラテス」哲学者を出したのち、ギリシア被支配階級におけるオルフィク教として地下流と化したとすれば、オリエントの流行病とともに地下から登場するものが医師アスクレピオスである。

アスクレピオスは素性の知れない神であり、その出自については各説がある。アスクレピオスの表徴である杖、犬、蛇はバビロニアにおける医師のマークであり、フェニキアの医神エシュムンとの異同が問題になるなど、東方起源の疑いがあり、ギリシア世界での初の登場は辺境テッサリアのトリッカの地下の巣窟に住む神としてである。しかし不思議な力をもって病人を癒し人々の驚きと喝采を博し、時に「もう一つのゼウス」「陰府の国のゼウス」といわれ、町から村へと杖を片手に病人をたずね歩く姿が死者の霊あるいは地霊のごとくであった。語源的に〝モグラ〟という説もある。前五世紀にペロポネソスのエピダウロスに移り、アテネの流行病鎮圧に威力を発揮してアクロポリスにはいったのがBC四二〇年であり、以後も流行病ごとに神格が上昇し、信仰者が増加した（ローマにはBC二九三年に迎えられる）。アスクレピオスがオリュンポスの医神に取って代わったのは、流行病の恐怖を和《やわ》らげたことのほかに、きわめてパースナルなコンタクトを基調とした神だったことも指摘される。オリュンポスの神々は形骸化しつつあった。これに対して、「アスクレピオス神殿は、病人のための、最も安全で堅固な港であった」（アリスティデース『オラティオー』）。一八八三年、エピダウロスの発掘と碑文解読によってその治療が明らかにされているが、神殿で寝ることにより夢のなかで病気の超自然的治癒が起こるのである。身体病と並んで不眠症やてんかんの治癒が奉納碑文に記されている。夢の指示には自罰的なものが多い（たとえば嘔吐、寒中水泳、裸足ランニング、意図的難船）。また、催眠下に外科手術を行なったとの推定もありうる。はじめは地下室に寝かせたが、次第に神殿の本陣の周囲、特にその壁に沿って病者が横たわるという形をとるようになる。これは病院の始まりというべく、このパターンは、ローマ時代、キリスト教時代を経てフランス大革命の少し前までの病院に踏襲されることとなる。

アスクレピオスは世俗化によって二つのものを生んだ。一つはその方法の世俗化であり、夢判断といわれる、夢をみる技術が売られ、夢解き対照表が出るに至った。いま一つは、その流行病との関係という刻印を残しつつ神殿付属医師団から分離し、世俗化された職業倫理をもつ医師団ヒポクラテース学団である。ヒポクラテス全集は、イオニア方言出自の世界最初の科学専用言語を用いて記された科学的・臨床的医学文書であり、その後世への影響は大きいが、ヒステリー（正確な臨床記載！）、てんかん、メランコリーを除けば圧倒的に症候性精神病を取りあげている。流行病と関連して登場したことによるものであろう。四体液説も、流行病への身体反応の相違（出血、胃液、胆汁、粘液の排出）という眼鏡を通して眺められた気質と考えられるだろう。

しかし、夢判断よりもヒポクラテース学団よりも長命だったのは、アスクレピオスだった。アテーナイに導入されたのはペロポネソス戦争の戦時ヒステリーの雰囲気においてであり、ソフィスト狩り、伝統宗教復興のさなかだった。アスクレピオスの出自は忘れられて第一級の神となり、続くヘレニズム、ローマ帝国においてエピダウロスはルルドのごとき巡礼地と化し、各地にアスクレペイオンがつくられた。ローマでは病んだ奴隷の「投げ込み寺」と化した。その息の根を止めたのはキリスト教だった。エピダウロスのアスクレペイオンは徹底的に破壊され、一八八三年まで忘却に埋れた。

アスクレピオスのアテネ招請は古典期の終焉にあたる。それに先立つ時期において、狂気の非宗教的解釈が出現していたことは言っておかなくてはならない。すでに前六世紀のイオニアにおいて、クセノポーンは予言の妥当性を否定し、宗教的観念の相対性を唱えた。ヘラクレイトスは浄めの儀式を「泥をあびて垢《あか》を洗い流そうとする」ことにたとえ、画像崇拝を「家の持ち主の代わりに建物に話しかけるようなもの」といい「性格《エートス》こそが運命である」といい切った。彼らはギリシア本土から離れ孤立していた啓蒙家だったが、本土のアテーナイでもやがてソフィスト運動が起こった。ソフィストの特徴は、ノモス（法、習慣、慣例）とピュシス（自然）の対立である。ペルシア戦役からペリ

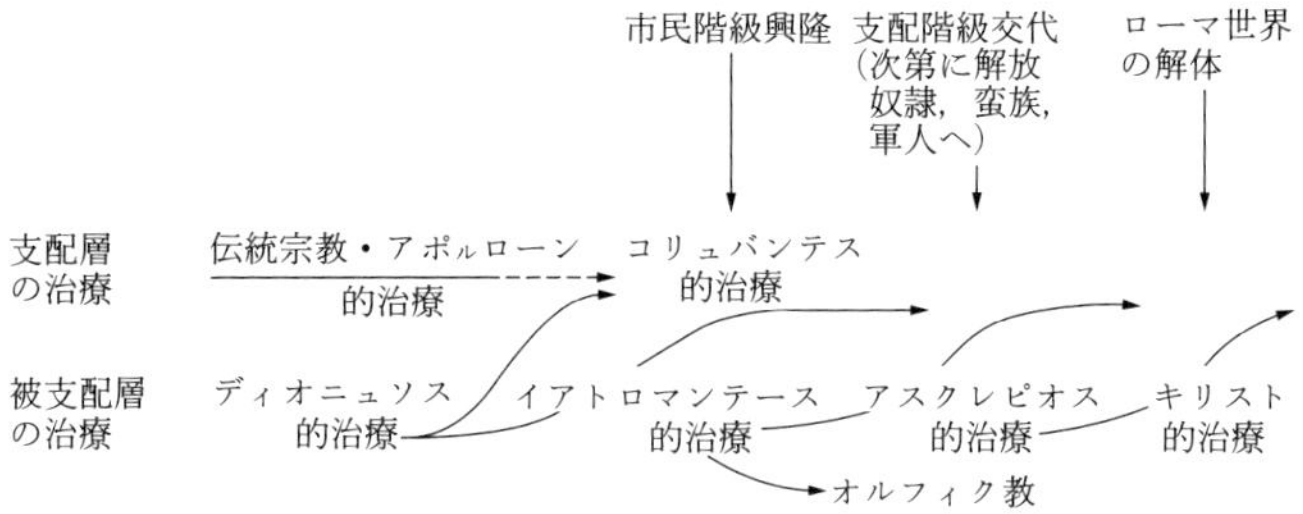

図 1　ギリシアにおける階級と治療との関係の時代的変化

クレース時代にかけて生きた哲学者プロタゴラースは楽観論者で「人間は万物の尺度である」「伝統を批判しノモスを時代に合致するように改めるならば……人間生活はこれまで夢想されなかった新しい水準まで向上できる」「進歩は必然」と唱え、劇作家ソポクレースは「脳の復讐神」なる句で復讐神は自分の頭のなかにあると言わんとした。同じくエウリピデースにおいてはダイモーンへの畏怖が弱まり、「在るはパトスをもった人間のみ」となった。あたかも当時は〝ピュシスの徒〟が輩出した。「自然のままにふるまえ、気ままに跳ねまわれ」と叫び、わざと厄日に集まって食事する〝凶運クラブ〟とでもいうべきソフィスティケーティッドな集団まで生じた。

　これらはBC四三二年ごろの反啓蒙運動により一掃される。プロタゴラースはアテーナイから逃走したがソークラテースは死刑となる。超自然的なものを信じないこと、天文学を教えることは罪となる。魔女とされた者が何人か死刑となった。しかし、啓蒙運動が狂気の治療に貢献しなかったことも言わなければならない。治療はディオニュソスの後を継ぐ伝統的なコリュバンテース的治療、ヘカテー的治療（ともに音楽を伴う狂宴的舞踊のカタルシス効果による恐怖または不安の治療）もあり、ソークラテースはこの治療を経験したともいわれ、プラトーン、アリストテレースも公衆衛生的見地から承認した。これらの伝統的治療や新興のアスクレピオスなど各種の神の祭儀を次々に行なって、患者が反応した祭儀の神に狂気が由来するとした。祭儀は診断の手段であり、治療の手段であった。ペロポネソス戦役中から次々に外来神や外来の狂宴《オルギア》的祭儀が輸入された。前四世紀のアテーナイに古典世界最初の呪術が出現する。ヘレニズムあるいはローマ世界はまさに競合する治療神たちの世界であった。古代ギリシア・ローマ世界における精神治療の系譜を図1に示す。被支配階級の治療が次々に支配階級の治療となることがわかるであろう。最後にキリストとその使徒がローマ世界の最下層民の悪魔払い、治療者として出現し、競合する治療神との闘争に打ち勝ち、ついにローマ帝国の国教となる。同時に地上的手段によるいっさいの医療をひとたびは否定することとなる。

3　ヘレニズムに向かって

ギリシア・ローマにおける医療は、一般に階級によって大いに異なるらしい。ギリシア都市国家において、奴隷階級に対する医療は、あったとしても限られたものであり、職人階級や外国人は端的で即物的な〝散らし〟医療を、富裕市民階級は哲学治療や音楽治療を受けたとみるべきだろうが、その後の時期については、社会の流動化と東方の諸宗教の占星術、錬金術の、特に前二世紀以後における相次ぐ流入によって、事態は次第に定式化困難なものとなる。

　プラトーンは多くの点で、当時すでに数千年の伝統をもつ古代オリエント世界の最後の哲学者であるといえるだろう（ギリシア人はつねにエジプトをはじめとするオリエントの賢者に畏敬の念をもっていた。ヘレニズム時代からローマ帝国を通じて古代エジプト語は紀元四世紀まで使用されている）。プラトーンは詩人として出発し、神話と象徴をもって語る。思弁的・一切包括的・超越的な構想力、そして理念型〝アイオーン〟による認識であり、著しく〝syntagmatism〟（統合主義）である。僭主ディオーンとの関係もオリエントの賢者のごとくである。これに対してアリストテレースは、直示的言語を用い、論理的厳密さ、言語批判、世界内の実例枚挙、分類による認識（〝paradigmatism〟範例主義）であるといえよう。アレクサンドロスの家庭教師であるが、知識は与えてもプラトーンのシラクサの僭主ディオーンに対するごとき側近助言者では全然なく、〝黄金の平凡〟を愛した。この二組の師弟の懸隔は、ソポクレースとメナンドロスの演劇世界の差に相当するだろう。〝世界の荷託を受けた人〟と〝職業哲学者〟との相違といってもよい[8]。プラトーンは、通常の医師は精神の病いを扱うに適さないと考えていた（近代において再び精神病は哲学者の扱う範囲か、医師の範囲かの思想闘争が再燃する）。

　プラトーンが、われわれの問題の範囲では回教圏における哲学者（賢者政治家にして医師）の範例として存在しつづけ（「プラトーンのごとき賢者またとなく、アレクサンドロスのごとき勇者またとなし」――『千夜一夜物語』に頻出）、近代ヨーロッパにおけるプラトニズムの系譜に継承されるのに対し、アリストテレースはさしあたりヘレニズム時代の職業的科学者の範例となる。この範例は、方法論を備えた学問体系をめざす経験の漸進的増大、蓄積、実践的教育に適したもので、その数学、天文学、動植物学、地理学、言語（文法）学、文学、人間学（性格研究）などによって精神視野を著しく拡大させた。

実際、ヘレニズム時代はきわめて近代的《モダーン》ということができる。世俗化は前三〇〇年のエウエルメノスの主張——神は英雄を神格化したもの、ゼウスは昔の王——でほぼ完成し、宗教的寛容がいきわたった。出自や祖先を問わず、移動は自由となり、過去の遺産を自由に選択して学問の手がかりとした。医師は全部が全部は神殿を去らないにしても、その精華は神殿ではなくアレクサンドリアの医学校、図書館に集まる。権力がローマに移っても、このナイル・デルタの都市は医学の中心であり続けた。ローマ世界における知的労働者がギリシア人でありつづけたこととの一環として医師の多くはギリシア人あるいはギリシア文化を身につけた人々であり、ヘレニズム医学は、回教徒によるアレクサンドリアの占領と破壊（AD六四二）まで続く。多くの現代医学用語とその枠組がこの間につくられた。後世は、そのかみのコス派（ヒポクラテース学団）やガレノスのような一元的身体観の人を思想的に重要として記憶したが、当時は実践的には、部分的・個別的疾病学の装備を持ったクニドス派あるいはローマのメトディステース（〝方法派〟）の力のほうが大だったかもしれない（ある意味では診断学対治療学、個別論対全体論の対立に関連する医学の永遠の問題である）。

一方、これも〝近代的〟なことであろうが、知性の神格化と反知性主義とが同時に目立ってきた。

行動や情念は誤謬のもととされ、観想、無感動、（通俗的）超越論を唱える哲学流派（それは単なる教説ではなく信奉者の日々の生き方まで規定するものである）が心理療法の役割を果たした。「諸君、哲学者の学校は病院なのだ」（エピクテートス『語録』）。

近代において猖獗をきわめる勤勉の倫理は、奴隷制社会においては存在せず、この点で自由民における精神病者の多くの不認識（結果的には寛容）を将来したようである。自らをゼウスと信じた医師、世界を支えるアトラスと信じた男、中指を曲げると世界が崩壊すると恐れていた男の随想的記載はあるが、妄想は近代のごとく大問題とならなかった。自閉、嫌人も散発的記録があるが、「人間は「ポリス的（政治的）動物」であるという観点をもっていたギリシア人には「ポリスを避ける男がいる」という限りにおいて驚くべき、考えられぬほど逸脱した存在だった。メランコリア（憂鬱）は優れた人間を襲うという認識はヒポクラテースにあり、必ずしも負の価値概念でなかった。華麗な過渡というべきものに喝采したローマ世界においても、それによってまた一種の狂気の不認識があった。たとえばローマ皇帝の過半数がきわめて逸脱した人間であった。

4 ローマ世界とその滅亡

ところで紀元二世紀よりローマ医学には明らかに衰退の徴候がみられる。第一級の総合家であり、かつ論争家でもあったガレノスを最後として、医師のあり方に大きな変化が現われる。おそらくこれは、セウェールス帝からコンスタンティヌス帝に至るこの時期における経済的危機を切り抜けるための職業世襲化の一部として医師の世襲化がほぼ制度化された事実と関連する事態であろうし、より広い文脈においては、ローマ帝国における社会的諸制度の停滞と崩壊の始動に起因するであろう。いずれにせよ、ローマの医学は「コンペンディウム」（〝必携〟）すなわち過去の優れた医師たちの学説や語録あるいは処方の要約の編纂をもっぱらとするようになった。この種の「コンペンディウム」は、たとえばプリニウス父子に代表されるような、ローマ文化あるいは広くそれを含めたヘレニズム文化における一種の百科事典的伝統と結びついて非常に流布し、それなりにローマ世界における医学と医師の標準化、さらには医療の普及に有用であった（ローマ人は印刷術を知らなかったが、奴隷による写本の発行部数はしばしば一万を越えている）。

実際ローマ世界は、ギリシア世界より継承した神殿に由来する病院と並んで、彼らの得意である建築、都市設計の能力を活かし、帝国の各地に散在する多くの城塞都市に兵営付属の病院を発展させ、ここにおいて、広大な領地に分散して駐屯するローマ軍団の軍医による医療が、相当広範囲に行なわれた。公共医師も置かれた。

いわゆる西ローマ帝国は五世紀に滅亡する。しかしベルギーの中世史家ピレンヌ(9)のいうごとく、西ローマ最後の皇帝アウグストゥルス・ロムルスのゲルマン傭兵隊長オドアケルによる廃位は、ローマ世界にとっては一つのささやかなエピソードにすぎなかったとするのも一理である。ローマの穀倉が北アフリカでありつづけたごとく、医学の中心地は依然としてアレクサンドリアであり、従前同様、医師の再生産は主としてここで行なわれた。そして四世紀にローマ世界のフロンティアが停止したことによって生まれた一つの明確な境界をもつ「ローマ世界」、つまり「ロマーニア」という意識はいっこうに損なわれることなく存続し、引き続きラテン語、ギリシア語が使用された。むろん民族大移動、キリスト教の普及といったことはある。四世紀にはローマの医師〝ガレノス〟がチベットに定住している。これは医師の域外流出の現われであろう（医師の需要減少とキリスト教の医学否定）。しかし蛮族たちはすでにアリウス派キリスト教の信仰を彼らなりに受容しており、つねにローマ市民であることに憧れ、つねにローマ文化を吸収しようと心がけていた。彼らはローマ世界の住民にとっては少数者であり、ローマ世界に対抗するような文化をもっていなかった。

周知のごとく、この時期における教会はローマ帝国の制度のまったき模倣であり、次第に帝国におき代わっていったものであり、現に多くの司教たちはローマ貴族の出身である。しかし他方、ゲルマン民族侵入に際しての民衆の混乱や恐慌に対して、多くのカトリック聖職者たちは身をもって護民官の役割を果たした。身に寸鉄を帯びずしてつねに避難民の最後衛に立ち、凌辱された少女を慰藉し、略奪中止を交渉し、奪われた民を購い戻す努力をおこたらず、その過程で多くの者が非命に倒れた。当時の文学に残る彼らの英姿は、おそらくどの時代よりも彼らのいう〝牧羊者〟のイメージに近かった。カトリック教会のゆるぎない地位は、コンスタンティヌスによる国教化という一片の布令よりも、この護民活動に負うところが大であったろう。また、初期の修道院は、ローマ末期における大土地所有者の荘館《ヴィラ》を継承したものであり、そこに多数の医学書を含むギリシア・ローマ世界の文書が温存された。特にベネディクト派の修道院であり、そこには蛮族に仕えたローマ貴族カッシオドールスのような医学的助言者も欠けていなかった。

ローマ世界はなお東方に向かって開放されていた。たとえば多くのシリア人たちが聖界・俗界にわたって、現在のフランスにあたるガリア地方で活躍した。マルセイユは依然としてギリシア人の港であった。地中海を媒介とする商業活動はきわめて盛んであった。実際五世紀のローマ世界は、ただブリタニアから撤退しただけであった。

5　中世ヨーロッパの成立と展開

このような時期を九世紀から十世紀におけるヨーロッパ世界の荒廃と対比すれば、きわめて著しい落差がある。メロヴィンガ王朝は、ピレンヌの意見によれば、ローマ文化を継承したものであり、事実、その指導者層は古典文化の十分な知識をもっていた。これに反して九世紀におけるカロリンガ王朝は、主としてイギリスから招かれたひと握りの学者たちを除いては、皇帝、貴族も含めて文盲に等しく、その支配領域においても商業は停頓し、貨幣経済は衰退し、中世の閉鎖的な農村社会がはっきりとその姿を現わしている。この変化は、ピレンヌのいうごとく、回教世界の成立に伴って西欧が地中海世界から切断されたことによるものであると言ってよいであろう。

近代ヨーロッパにおけるアラビア文化の過小評価には、しばしば不当な点がある。たしかに七世紀中葉におけるアレクサンドリアの陥落は古代医学の終焉を告げるものであった。医学の知識の集積所、医師の再生産の中心が失われた重大な事件である。しかし、多くのシリア人、ギリシア人の医師たちは回教世界に迎えられ、まず文化翻訳者となり、引き続き彼らの医学を発展させた。実際八世紀にはじまる彼らの最盛期には、バグダッドをはじめとする主要な都市において完備した精神病院があり、休息、音楽、水浴、体操など、古代世界の精神医療の伝統を継承し、それを発展させた治療が行なわれていた。われわれはその実状を知る位置にないが、この精神病院はその文化に対応して、オアシスをモデルとして精神的オアシスを指向したのではないかとも読みとれる。ヨーロッパ世界はアラビアの精神病院をモデルとして、まずスペインに同様の施設を建設するが、オアシス的休息の意味は、勤勉を価値とするヨーロッパ文化に継承されなかった。

一方、九世紀から十世紀にわたるヨーロッパ世界の荒廃のさまは、われわれの想像を越えている。ヨーロッパの多くは森林（二次林――多くはカシ）におおわれ、村落を中心とするわずかな耕地の周辺にも狼が出没し、旅行はまったく生死を賭けた冒険であった。ヨーロッパ世界に対する回教徒のイベリア半島からする大規模な陸上侵攻は、八世紀の中葉トゥール・ポアティエの戦いによって劇的に挫折したとはいえ、地中海はまったく回教徒艦隊の制海権下にあり、回教軍の遊撃隊は、フランス、イタリア沿岸に絶えまない攻撃を行ない、その掠奪団はしばしばライン河谷まで出撃して修道院を襲撃し、旅人を脅かした。

東方世界との連絡の門戸は、ノルマン人によるロシア・黒海を経由しての東方ルートだけとなった。この時期のヨーロッパ精神医療についてはほとんど見るべき資料がない。七世紀におけるブリタニア（現イギリス）の医療は、もはや意味がわからなくなったギリシア語の呪文と若干の薬草によるものであり、精神疾患に限らず一般に疾患は魔法使いの矢が刺さることによって起こったというふうに解されていた。ただ注意すべきことは、この時期においては中世のように悪魔が人体にのり移るのでなく、悪魔が矢のようなものを仕掛け、それに当たった者が発病するという見解であり、この点で、いくぶんホメーロス時代のギリシアに近いことである。もっともブリタニアはヨーロッパ地方ではかなり特殊な、つまりローマ文化の侵入がきわめて短期間に終わったところであり、その後、むしろ北方交易圏を介して東方世界に開かれていた時期が長く続くのである。逆説的にも、このことによってブリタニアはローマ世界におけるラテン文化の頽落（正確には土俗化）の影響をこうむらず、その修道院においては、ガリア（現在、フランス中心の地域）の修道院と異なって純正なラテン語による古典文化が伝承されており、九世紀のいわゆるカロリンガ・ルネサンスはイギリス学者の招聘を待たなければ成立しえなかった。しかしガリアにせよブリタニアにせよ、あるいはイタリアにせよ、修道院における古典文化の残滓の一部としての古代医学は、治療に結びつくというよりは古代古典文化の教養の一部として学ばれるだけで、実践に結びついてはいなかったというのが実情であるらしい。

ただ、ベネディクト派の修道院だけはいくぶん違っていた。「祈り、そして働け」をモットーとするこの派は、ローマ世界最後の学者というべきカッシオドールスより医学文献を継承するのみならず、看護・治療の実践を修道院において行なっていた。労働の意義の端的な認識はここにはじまるだろう。この火種があってはじめて、イスラム世界からの来訪者（追放者？）コンスタンティヌス・アフリカーヌスが、デジデリウス司教指導下のベネディクト派修道院モンテ・カッシーノに入ることがヨーロッパ臨床医学の原点となりえたのである。

紀元千年をおおよその転機として、ヨーロッパ世界はその固有の発展を示しはじめる。すでに十世紀末には、アラビアに留学したという低い階級出身の野心的な青年シルヴェステルが法王の地位に至る。彼は医学を学び、一説には眼科を専門とした（アラビアは今日も眼疾患の多い地域である）といわれるが、周囲からきわめて抜きんでた存在であって、中世人における抜きんでた存在が一般にそうであったように魔法使いとも見なされていたようである。彼はドイツ皇帝とビザンチンの王女との結婚によってローマ世界を再統合しようとさえ試みる。これはいかにも早きにすぎて失敗に終わったが、続く三世紀間はヨーロッパ世界におけるほとんど継続的な発展の時期であったと見なしてよい。ヨーロッパの気候は好天温暖だった。ノルマン人たちは北ヨーロッパの沿岸を攻略するかわりにそこへの定住権を得ようとしはじめた。十二世紀はヨーロッパ農業革命の時代であり、重い鋤《すき》によって深耕し牧畜と農耕を効率的に統合した三圃農業が普及し、森林は急速に伐採され、縮小しはじめた。スペインあるいはシチリアにおけるアラビア人たちは、文化的影響をヨーロッパに及ぼすようになった。あたかもこのときにあたり、東方における強力な南北連絡路がタタール人によって閉鎖されたことも手伝って、中世毛織物工業地帯フランドルを中心とする北方産業交易圏と地中海世界との新連絡路として、ライン河谷に連水運搬による大きな交易路の打通が行なわれた。ライン河谷には、すでに十世紀あるいは十一世紀において僧院が点在し、〝僧院渓谷〟と名づけられていた。ここでユダヤ人学者を招いて、聖書、アラビアの哲学、科学、医学の研究が再開された。彼らはアラビア世界とヨーロッパ世界への有能な橋渡し役を演じた。

封建農村のなかに、自治権を付与された都市が次第に成長してきた。そして都市には修道院が付属された。修道院は次第に農村型から都市型に変化した。修道院は今日もなおその姿をとどめているように、一つの閉鎖的・経済的な全体性と工・農・経済試験所的な実験・試行の先進性をもっていた。多くの職人とともに俗人としての医師が住み込み、事実、四床以上のベッドを設置することが義務づけられていた。今日でもカトリック圏では看護婦の相当数が尼僧であるように、修道院において、古代世界の事実上まったく知らなかったもの、すなわち病人の看護という医学的実践が神への奉仕の名の下に行なわれはじめた。悪魔に憑かれたと信じた多くの人たちは、それを告解したのち修道院に送り込まれ、祓魔術《エクソルシスム》を受けたが、それには今日の精神療法に近い要素が含まれていた。病人として看護され、ある者は生涯修道院にとどまり、そこで絵画、工芸、農耕など自らの選んだものをなしつつ一生を終えることもありえた。当時の修道院の僧たちは、人間の内面に起こる事象に対して今日の精神科医にまさるとも劣らぬ恐ろしく鋭敏な感覚を磨いており、極度の精神集中力と一種の共感力を備え、それを活用しうる者が少なくなかったとはマルクス主義歴史学者マルク・ブロックも認めるところである。

けれども中世の修道院における医療を理想化することは行きすぎであろう。第一、おそらくこのような医療を受けるものは、比較的上流階層に属する少数者であった。多くの農奴階級に属する人たちには、このような医療を受ける機会は乏しかった。多産多死がふつうであり、多くの幼児が森に捨てられ、そのなかのある者は野生の子として育ち、いわゆる〝狼人〟として恐怖の対象となった。十七世紀においてさえ、産褥死によって一人の男は平均三人の妻をめとらねばならなかった。ただ中世封建時代においては、今日精神障害者とよばれる人たちが、今日よりも閉鎖的なその社会において、一定の役割をしていたと考えられるふしがある。「聖盃伝説」の登場人物などにその跡をたどることができるように、〝阿呆〟や〝気狂い〟は最も端的に真理を告知する役割を果たす者として一種の畏敬の念さえもたれていた。中世においては、現在の「正常対異常」の対観念が存在しなかったことを注意しておく必要がある。一般にいずれが神に近いかが問題であり、知的傲慢は宗教当局によってむしろ警戒された。

比較的温和な気候の続いた三世紀のうちにヨーロッパの森林はおおむね耕地となった。中世ヨーロッパ農民は、勤勉の徳が説かれる近代人よりはるかに勤勉であった。しかし、気候は寒冷化しはじめ、十二世紀後半に最初の不況が認められ、人口増大が次第に問題となってきた。十字軍に続き、東方侵出運動が十四世紀に顕在化した。中欧の多くの村が同名の分村を東欧に建設した。

6 魔女狩りという現象

魔女狩りが中世の事件であるという通念はまったくの誤りである。魔女狩りはおおよそ一四九〇年、すなわち、まさにコロンブスがアメリカを発見し、ヴァスコ・ダ・ガマがインドに到達するのとほぼ同時期に始まり、十七世紀——部分的には十八世紀まで継続した、三世紀にわたる現象であって、ルネサンスから近世への転換期におけるほとんど全ヨーロッパ規模の精神病者狩りを含むものである。ただし、意図としては精神病者狩りではなく、のちになるほど一般化し、ほとんどあらゆる階層のあらゆるタイプの人間が、魔女狩りの対象となる危険にさらされた。しかし魔女狩りの現象を時代的に中世のものと見なすことはできないとはいっても、その根はヨーロッパ中世に深く根ざしているのであって、しかも非常に複雑な要因がからみ合ってはじめて成立した現象であるということができる。そこでまず魔女狩りを一つの頂点とする一連の現象を解析することを試みよう。

魔女狩りは魔術に対する弾圧と同一視できない。古代ローマ世界以来、魔術はつねに存在した。魔女狩りの最中においても、多くの魔術師たちはまったく安全であった。確かに魔女狩りの対象になった者もあったが、女性に対する男性の犠牲者の比は百対一あるいはそれ以下であったのが定説である。筆者はここで、多くの叙述と立場を逆にして、まず魔女狩りを行なった側から述べてみよう。

周知のごとく、十三世紀には、イタリア、南フランス、ライン河谷、パリに次々に大学が成立する。この大学群の成立には多くの準備条件が必要であったことはいうまでもなく、たとえばイタリアにおいて大学群の成立に貢献したものは、ヴェニスを西の窓口とするビザンツ文化に保存されていた古典文化、あるいは南イタリアのアラブ・ノルマン文化によるサレルノ、ナポリの大学あるいは医学校である。南フランスのプロヴァンス地方の大学群は、アラブ・ユダヤ文化複合、アラブ・スペイン文化複合を基礎としたものである。ライン河谷とパリの大学群の場合にはユダヤ人の翻訳者に負うところが多い。

これらの大学の学生は中世の自由民の住む自治都市群の自由民出身者が多かったようである。これらの大学において、アラブ・ユダヤ文化とヨーロッパ世界に残存していた僧院文化、イギリスに残る古典文化あるいはアイルランドの「極西キリスト教文化」などが総合されて、「十三世紀における知的革新」が行なわれた。この十三世紀の知的革命において確立されたアリストテレースの哲学をモデルとするスコラ哲学においては、神に近いほどすべては明らかであり、自然界つまり神から遠ざかるほどすべては不確かであって魔術の存在を許容するような構造をもっていた。

しかし、これと並んでさらに重要なものは、より現実的な問題、すなわちこの世紀における学生数の増大である。これはこの世紀における巡礼、十字軍あるいは行商人などの出現と並んで、ヨーロッパの人口が次第に流動化してきた事実の反映とみることができよう（十四世紀にはジプシーがヨーロッパに出現し、迫害の対象となりつつ定住化せず今日に至る）。この大学の生み出した多数の学生を吸収する社会的基盤はいまだ存在しなかった。現在までのところ、これらの学生の行方は判然としないけれども、非常に長期にわたり今でいう留年をくり返す者や、学生の集団浮浪化があったらしい。知識を切り売りする浮浪学生のたぐいが中世末期のヨーロッパに激増した証拠が数多くある。

学生たちの多くは、決して学問の探求それ自体を目的としてではなく、階層性の厳格な社会において数少ない階級上昇のチャンスを求めて大学に流入したようである。確かに、再発見されたローマ法とスコラ哲学の教授が大学の建て前ではあった。しかし、大学の雰囲気は次第に占星術、錬金術、魔術などの現世的でありながら民衆には接近しがたいところの特権的・秘教的な学問に比重が傾いた。

ルネサンスは一面においてはアラビアやユダヤを媒介としてきた古代文化に直接接続しようとする文芸復興の試みであるが、他面、魔術的・占星術的・錬金術的なものと結合した秘教的ネオプラトニズムの復興でもあった。ネオプラトニズムを一言にしていえば、世界を統合的（syntagmatic）な一全体として把握しようとする試みで、しかも実例の収集枚挙や論理的分析によるのではなく、直観と類比と照応とを手がかりとして、小宇宙から大宇宙を、大宇宙から小宇宙を知ろうとする試みである。たとえば人体は大宇宙の照応物としての小宇宙《ミクロコスモス》であり、人体を知ることによって宇宙を知ることができるとする。逆に、星の運行によって小宇宙すなわち人間の運命が予知可能であるとするものである。今日ほとんど忘れられていることであるけれども、ルネサンスにおいてエジプトの伝説的占星術者ヘルメス・トリスメギストスは、プラトーンと並ぶ権威をもっていたのであり、かのロレンツォ・ディ・メディチが御用学者フィチーノに命じて古代古典を翻訳させたとき、この占星術者の名と結びついた書物をプラトーンよりも優先させている。

市民のルネサンスとして始まったものが次第に宮廷のルネサンスに変質するにおよんで、このような大学卒業者は、魔術師、官僚、宮廷人としてルネサンス宮廷に無制限に流入した。実際、はじめはアラビア式の大学として出発した西欧の大学は、廷臣、官僚養成のためのカレッジに変質しはじめる。法王庁、神聖ローマ皇帝の宮廷をはじめとして、多くのルネサンス宮廷はこのような人々を多数かかえ、しかもなおはみ出した人たち、失業大学生、失業魔術師の数は増大する一方であった。

おそらくこのようなルネサンス宮廷の構造は、賢者をまわりに集めたアラブあるいはトルコの宮廷をモデルとしていよう。しかしこのルネサンス宮廷のネオプラトニズム的な官僚政治家が直面しなければならなかった問題はきわめて深刻であった。貨幣経済の浸透はたえず農村の安定性を掘り崩していた。十六世紀を頂点とする気候の寒冷化がそれに拍車をかけた。東方へのドイツ移民は、決して国家政策によるものでなく、窮乏による棄民に近いものであった。白人奴隷を回教圏に売ることすら行なわれた。拡大した東方貿易は十四世紀半ばより一種の反対給付としてペストをもたらし、ヨーロッパの多くの地域において三分の一にもおよぶ人口減少をもたらした。大航海時代の結果は、さしあたり膨大な金銀の流入によるインフレーションであり、梅毒の流行であった。さらに安価な奴隷労働力によってつくりだされた新世界の金銀は、中世末期に繁栄したドイツのザクセンの銀鉱山を経営不能に陥らしめた。これに対してルネサンス宮廷は、有効な経済政策をもちえなかった。ルターが十六世紀初頭においてカトリック教会から離反したことに発する宗教戦争が、さらにこの農村荒廃に輪をかけた。この宗教戦争の発端も、そもそもはルネサンス宮廷の一つであった法王庁がその資金調達のために売り出した免罪符に対する批判から発したものである。皮肉なことに免罪符の販売代金のほとんどは、法王庁に金を貸していたフッガー家などの金融資本家の手に渡っていた。

ルネサンスの宮廷人たちは、彼らなりの努力をした。コペルニクスは、生前、決して「天体回転論」ではなく、「貨幣論」を著わした僧職政治家として知られていた。しかし一般に、これらの問題を現実の平面において解決することに彼らは決定的に失敗したのであった。彼らの多くは幻想のレベルにおける解決を、占星術と結びついたネオプラトニズムを媒介として行なおうとした。実際、この時代ほど未来の予知が緊急の課題であったことはなかった。急激な現実の変化に対して、人々は極度の不安に陥っていた。すでに十三世紀から十四世紀にかけては、ヨーロッパに集団ヒステリーの現象、たとえばセント・ヴィトゥスのダンスがしばしば見られた。南イタリアには「〝毒蜘蛛タラントゥラ〟に刺されたための狂乱」とされることになるタランチュラリズムが発生した。

ルネサンス史家塩野七生氏は、くり返し「ルネサンス時代は異能を持たぬ、あたりまえの人が生きにくい時代であった」といわれる。とすれば、ルネサンス期における〝あたりまえの〟人たちの生の困難は、ルネサンス官僚の異能への信頼が失われたとき、平衡を失ってそのフラストレーションを奔出させたと考えられる。そのとき、ルネサンス官僚、特に後期の、バロックへの傾斜を深めつつある人たちは、投影の機制によって民衆に〝あたりまえの人でない〟「魔女」を指し示し、そのことはたやすく人々に受け容れられたと見てよいのではあるまいか。ちなみにルネサンス官僚は近代官僚と異なり、自らの役割同一性を追求する人たちではなかった。むしろ彼らは役割同一性を軽視し、蜃気楼のごとき万能者として支配者にも公衆にも対する者であった。

ルネサンス宮廷がいかに幻想的な雰囲気に包まれていたかは、たとえばボヘミアにおけるルドルフ二世の宮廷にみることができるであろう(11)。

結局どういうことが起こったか? ルネサンスを担った人々のある者は、マキャヴェルリ、アルベルティのように、田園の知的な隠者となった。ある者は世界都市への逆行を願望して、ここにいくつかのユートピア類型が成立する。ちなみに、ユートピアは古代から近代に至るまで一貫して非常に類型的なものであり、未来を望むものでなく、むしろ古代世界都市への復帰幻想である。

第三のグループは、おそらく自己の現実的問題解決の失敗を他に転嫁した。精神科医ならば容易に理解できるように、ネオプラトニズムに親和性のある性格類型の一部はパラノイア的な性格と重なり合っており、そして彼らほど他に責任を転嫁、投影することの巧みなものはない。いわゆる魔女の集会《サバット》に参加したものが魔女と見なされ、サバットへの参加の告白が焚刑に処する必要十分の理由とされたが、一四八六年に二人のドミニコ会の僧侶が有名な『魔女の槌』を執筆して以来、魔女のサバット、すなわちそこで行なわれる儀礼、女性とサターンのかかわり方などが細部に至るまでまったく類型化され、十八世紀まで変更を見なかった。

実際にサバットが行なわれていた証拠は稀薄である。少なくともそれは狩る立場の者が考えたよりもはるかに少なかったろう。そして今日信頼できる記録からサバットをみれば、それは、分裂病でもヒステリーでもなく、むしろ強迫症に親近的なものと思われる。

第四のグループはバロック的となり、幻想のなかで無限に向かって飛翔しようとしたが、たちまち自己崩壊を来たす。ルドルフ二世のまわりには特にこのような人たちが集まったが、その結果はボヘミア王国自体の滅亡であり、その人たちは文字どおり亡国の民ボヘミアンとしてヨーロッパの記憶に長く残るにすぎなくなった。

一般にルネサンスの廷臣たちは、貨幣経済の浸透下にも十分に給与を支払われておらず、失職の機会は大きかった。魔女狩りは法官職の需要を増大させ、その地位を確実ならしめた。魔女の財産は没収され、裁判官の財産を殖やす、少なくとも中途からは魔女狩り裁判官の大きな魅力となった。没収が禁止されたところでは、必ず魔女狩りの衰退がみられる。しかしそれだけではない。民衆が魔女狩りを歓呼して迎えた例がしばしばあり、またこのような支持がなければ魔女狩りはありえなかったであろう。

では、なぜ民衆は魔女狩りを支持したのであろうか？　それは魔女がどういう罪を着せられたかによって推測するのが最も妥当である。魔女の着せられた罪は、大半が、収穫が予定どおり行なわれなかったとか、牝牛が乳を出さなくなったとか、嵐が収穫をだめにしたとか、畑に多数のかたつむりが発生してキャベツ畑を荒したとか、生産力の減退に関するものであったことを強調したい。騎士層の没落、自治都市の没落、農村の荒廃、ペスト、寒冷化――これらを背景とする生産力の減退こそ、まさに中世末期の民衆がそれに悩みつつその原因を知りえなかったところのものである。ただし近代的な意味での生産力減退でなく、花婿の陰萎も魔女のせいにされたように、『金枝篇』にいうごとき時代の衰退（〝時は老いた〟）、豊饒性喪失、不毛である。

しばしば魔女は飢饉のあとのたまさかの豊作を祝うカーニヴァルで群衆の歓呼のうちに焼かれた。ただ『金枝篇』と異なり王は殺されず、責任は女性に転嫁された。ここにルネサンス宮廷官僚と民衆との無意識の共謀を見る。この民衆は十五世紀を頂点とする農民戦争の挫折を経験している農民、自治権を次第に剝奪されインフレーションと破産の危機に脅かされている商人など、要するに自己の生存を脅かされ、しかも自力更生の方途を見出せない民衆であった。むろん農村の荒廃といっても、それは九、十世紀に戻るような荒廃ではない。しかし相対的な荒廃といえども、広範囲の貨幣経済に組み込まれ、商品生産に適合するような農業に向けて変化しつつある農村住民の意識にとっては、終末的世界観を喚起するのに十分であろう。このような民衆はもはや〝素朴〟な中世農民ではなく、また十分に啓蒙されていないうちにはやくも挫折を経験し、容易に「接触恐怖」を失った群衆と化しうる。グーテンベルクによる印刷術の発明と識字率の増大とが、魔女狩りの普及に拍車をかけた。不十分で曖昧な情報が恐慌をよぶことは周知のとおりである。

ルネサンス官僚の無力感や民衆の不安は、支配者の無力感と不安に相呼応する。最も意識的に最も無際限に魔女狩りの実行を行なってやまなかった支配者が、最もその存在の基盤の脆弱であった支配者であることは容易に指摘しうるところであろう。たとえば、ラインラントにおいて借財に悩み隣接プロテスタント地域より有形無形の脅威と圧力を被っていたカトリック聖職位をもつ小君主たち、小国ロレーヌの太公、そして、治世の前半に最も遅れて魔女狩りに参加し最も熱烈な唱道者であったイギリス王ジェイムズ一世。

魔女狩りを許容した第三のものは、知識人の沈黙、あるいは加担である。積極的支持すらあった。彼らのことは改めて後に触れる。ここでは、まず、ヨーロッパの中世において次のような、魔女狩りに先駆し、それと連続的な現象があることを指摘する必要があるだろう。

すなわち、十二世紀からのおよそ四世紀間、ヨーロッパが、ヨーロッパを成立させたその文化的恩人たちを次々に消滅させていったという事実である。第一にユダヤ人である。ローマ世界の末期から十世紀にかけて、回教文化をヨーロッパにもたらしたものはユダヤ人である。当時のヨーロッパの知的レベルからみて、アラビア語からラテン語への正確な翻訳はヨーロッパ人の能力を越えたもので、ユダヤ人翻訳者の存在は不可欠であった。ユダヤ人たちは翻訳家のみならず、すぐれた知的教師であった。おそらくその時代において文盲率がきわだって少なく、きわめて洗練された言語的・学問的訓練を行なっていた民族は、「タルムード」「カバラ」の弁証法に長けたユダヤ人のみであったろう。このユダヤ人がまさにその使命を果たし終えたときに、ユダヤ人虐殺が全ヨーロッパ的に開始されるのである。

次はアラビア人である。アラビア人の文化はしばしば単なる翻訳者あるいは伝達者の評価しか受けていない。しかしそれは事実に反する。アリストテレースの哲学あるいはガレノスの医学が、アヴィケンナやアヴェロエスによって継承発展されたというだけではない。ヨーロッパ中世の医学テキストは挿絵に至るまでアラビア医学書の剽窃に近いものである。一方、啓示の真理と現世の真理との対立と緊張の関係は、アラビアの哲学者によってはじめて鋭く意識されたのであり、この問題設定は単にスコラ哲学に対するその影響だけでなく、ヨーロッパの近代化の一つの大きな思想的契機となっている。このアラビア人たちがその文化的役割を果たしたのちに十字軍と異端審問の対象となった。このような、いわば〝育ての親殺し〟の連続線上にあるものとして魔女狩りを理解することが可能である。

中世における女性文化も一つの育ての親的存在である。この女性文化は非常に深い源泉をもつ。遠く古代オリエントの地母神崇拝に始まり、エジプトにおけるオシリス崇拝、ギリシア・ローマにおけるアフロディテー・ウェヌス崇拝を経て、一方ではマリア信仰、聖女崇拝となり、ケルト族の文化にはいって聖盃伝説に受け継がれてゆく。一方では、古代東方の女性崇拝はアラビア文化における「恋愛の讃美」となって開花するのであって、ルージュモン(12)の主張によれば、ヨーロッパにおける「愛」の概念は、主としてアラビア起源である。他方、ヨーロッパにも土俗的な女性文化があった。特にカトリック教会が農村地帯に適合してヨーロッパ世界のすみずみに広がったのに対し、山地民はカトリック思想になじまず、古い信仰を保持していた。魔女狩りがピレネー山麓とチロル山地から始まったのは偶然ではない。特にピレネー山麓におけるキリスト教は、アラビアからの影響とピレネー山麓における土俗信仰とが融合して、カタリ派の異端文化として開花した。当時のフランスの先進地域である南フランス・ラングドック地域においてはプロヴァンス文化となり、女性を讃美するトルヴァドールの文学が生まれ、そして貴婦人がカウンセラーとなるところの〝恋愛評定〟が行なわれた。無数のヨーロッパの農村の村はずれには、いわゆる〝薬草で治療する老婆〟がいた。この薬草で治療する老婆の文化は、たとえば十二世紀における聖ヒルデガルトの植物学的な著作として結晶しているのである（このライン河谷の女修道院長は、本格的なネオプラトニズムに先立つこと二世紀にして、すでに統合《シンタグマティック》的な神秘的体系をつくっている）。卑近な例ではジギタリスが、この薬草をもって治療する老婆の文化から直接でてきた。

ここで、治療する老婆の文化（old wive's culture）にすこし触れておきたい。

十八世紀に入ってもルソーの述べているように〝森に二〇歩入れば人は（聖俗双方の権力から）完全に自由〟であった。そのように西欧の権力は森になじまないものだったといえよう。しかし、森は決して空虚でなかった。グリムの童話集に残映をみるごとく森の中には老婆の住み家があった。薬草や茸の通暁者であり、ひそかに訪ねてくる人たちに薬を分ち与えたり、占いや励ましを与えていた。カウンセラーともいえる。

森の文化は伝説によって守られていた。怖ろしい「妖精との出会い《フェアリー・エンカウンター》」は今日もなお必ず森と平野の境で起こるものである。妖精は、自分の住む木を伐ろうとする木樵り、丘を掘ろうとする農民や鉱夫、はては花を折って持ちかえろうとする少女に〝警告〟を発し、警告が無視されると復讐する。しかし、妖精たちは何度も敗北を喫せねばならなかった。中世の農業の技術革新を伴う大開墾は林道を開き、森の空き地（Clearing, Lichtung ――明るみ、採光地の意味）をつくり、それはひろがって、やがてまんなかには教会を中心とする村がつくられた。キリスト教の〝異教〟制覇である。

ところで、森の人にとって森は単純に恵みを与え、庇護を加えてくれる母胎のごときものであるが、農民と大地との関係ははるかに複雑であって、それゆえに、地母神、穀物神への複雑なだめの儀式を必要とする。この農民と大地との緊張関係は、農耕の技術革新の進行と並行的に気象条件が漸次悪化した中世という時代を通じて、次第に増大したのではあるまいか。魔女狩りにおいては、しばしば老婆の文化に属する森と平野の境界の住民が発端者となる。もう一つ注目すべきは、サタンの主催する魔女の饗宴《サバット》が夜間に森の空き地で行なわれるとされたことである。そこは昼と夜とでいわば主が交代する、森と平野の両文化の接点である。実際にサバットが行なわれた証拠は実に乏しいのであるが、そう観念されたことに注目すればよい。

もっと現実的な女性の力もある。貨幣経済の農村への侵入とともに、荘園の農奴が脱出して自由民へと転化していく過程で、家計を維持し、それを貨幣経済に適合させるうえでの主婦の役割は大きく、幾人かの女性は商人の妻としての能力を越えて、経済的助言者としての地位を獲得しつつあった。女性の魅力はこの魔力と合流した。「二桁の割算はイタリアの大学でしか学べなかった」時代である。殖財が魔女の助力なしで可能であろうか。こうして女性は畏怖の対象となった。アリストテレース哲学が全盛であった十三世紀に、「アリストテレースが美女に恋をして、美女のいうがままに馬になる」という〝アリストテレース馬乗られ伝説〟が民衆のなかに流布し、詩歌にうたわれた。今日なおいくつかの教会の彫刻が示すとおりである。この物語の裏は、知識人が中世女性文化に共感しえなかったことである。「新思想」の知識人は「治療する老婆の文化」を「過去を代表する、薄汚なく、いかがわしいもの」とみていたと私は思う。

中世後期には女性文化が否定の対象となりはじめた。たとえば、女性に献身する騎士道文化に対する攻撃はフランス王権によるテンプル騎士団の撃滅となって現われ、女性がその重要な役割を演じていたプロヴァンス文化はアルビジョア十字軍によって徹底的に破壊され、ともに再び復興することはなかった。南フランスにおけるアルビジョア十字軍に対応するものがドミニコ会によるワルド派攻撃である。〝魔女の槌〟はまさにワルド派攻撃の手段としてものされた。

以上のように魔女狩りには実に種々の要因があるけれども、基本的には生産力の減退にかかわるものであり、それと関連してその地の政治家官僚の責任転嫁であったことを支持する証拠は、第一に魔女狩りがつねに「その地域の問題」であったことである。この時代にドイツは宗教戦争の戦乱の巷となったが、侵入してきた外国軍隊、たとえばスウェーデン軍はドイツでは決して魔女狩りは行なわず、むしろこれを禁止し、そのためドイツ民衆は、しばしば外国軍を歓迎しその庇護を求めた。しかしスウェーデン人たちも自国では魔女狩りを行なっている。

　魔女狩りが宗教戦争によって激化された面はあっても二次的なものである。この問題に関してだけはカトリックとプロテスタントがその立場を越えて互いに協力するという現象がみられるからである。互いに相手の文献や記述を引用しながら魔女狩りの根拠としてさえいる。さらに教会人も世俗人もともに協力しあった。つまり魔女狩りは非常に広範な〝合意〟〝共同戦線〟によって行なわれた。そして組織的な警察などの治安維持機構のないところで、新知識のローマ法的手続きで武装した大学卒の法官たちは、民衆の名ざすままに判決を下していった。市民法のローマ法化たとえばニュルンベルク法の成立と魔女狩りの開始は時期を一にする。

　法官は、サタンが契約によってその軍勢である魔女をどんどんふやして全人類のためのキリストの犠牲を空無に帰せしめようとしている、と観念した。多くの者の危機感はほんものであり、「焼けども焼けども魔女は増える一方である」との嘆声がきこえる。独裁者が被害妄想を病むことは稀れでないが、支配階層の相当部分がかくも強烈な集団被害妄想にかかることは稀れであって、次は『魔女の槌』に代わって四〇〇年後に『我が闘争』をテキストにした人たちまで待たなければならない。法における正義を追求したジャン・ボーダンのような戦闘的啓蒙主義者が、同時に苛烈な魔女狩り追求者であったことをどう理解すべきであろうか。おそらく共通項は、ほとんど儀式的・強迫的なまでの「清浄性《クリーンネス》」の追求にあるだろう。世界は、不正と同じく魔女のようないかがわしく不潔なものからクリーンでなければならなかったのである。死刑執行費が遺族に請求されたが、その書類の形式まで四〇〇年後のナチスと酷似しているのは、民衆の求めた祝祭的・豊饒儀礼的な面とは全く別のシニカルなまでに強迫的な面である。また、科学に類比的な面もないではなかった。すべての魔女を火刑にする酷薄さには、ペストに対してとられた、同様に酷薄な手段、すなわち患者を放置し患者の入市や看護を死刑をもって禁ずるという方法が有効であったことが影響を与えているだろう。

魔女狩りの個々の内容についてはすでに多くの成書に譲ってここでは詳述しない。

むろんすべての精神病者が魔女狩りの対象になったわけではなかった。彼らの多くはハンセン氏病者に代わって施設に収容された。実際この時期には癩院が急速にその収容人数を減らす。そもそもハンセン氏病は古代末期から東方、たとえばエルサレムへの巡礼を媒介にしてヨーロッパに入ってきたものと見なされている。しかし十三世紀以後、癩院による隔離が進み、そして最後にペストが虚弱な彼らを癩院の集団生活のなかで侵すことによってほとんど絶滅させたらしい。いま論じている時期においては、しばしば広大な癩院が数人の収容者を残すだけになってしまい、これに代わって精神病者を収容する動きが始まる。したがって、初期の収容原理がハンセン氏病において成功した、生涯にわたる隔離と此岸的なものへの断念であったとしても不思議ではないであろう。また、中世も後期になるにしたがって巡礼路が開拓され巡礼が次第に盛んとなるが、他の病いと並んで精神病者を巡礼させる場所もできる。中世ヨーロッパの交通といえば多くは運水運搬であったが、自然の河川や運河を通じての舟運に携わる船員に託して精神病者を都市から都市へたらい回しにする、いわゆる〝阿呆船〟が現われる。ときにはベルギーの寒村ゲールのように精神病者を集団的に受け入れる場所も出てくる。M・フーコー(13)が強調する面である。

ところで現代の政治的騒乱、最近ではインドネシアの共産党狩りの際に、進んで「自分は共産党員である」と妄想的に確信して自白してくる現象が報告されているけれども、それと同じく、精神病者が魔女と名乗りでる現象もしばしば見られたにちがいない。また彼らの告白によって「サバットに参加した」といわれた人たちがすべて魔女とされた。結局、精神病であるとないとにかかわらず、少なくとも十万人、多く見積もって百万人の人たちが魔女狩りのために火刑台にのぼったと推定されている(当時のヨーロッパの人口は、たかだか数千万であったらしい)。

ゲーテの『ファウスト』が今日までヨーロッパの知識人にくり返し読まれているのは、いわばこの書がゲーテ自身の精神の遍歴であると同時に、近代への転機におけるヨーロッパ知識人の集団的自叙伝とでもいうべき含みがあるからではなかろうか(六五ページ参照)。

おそらく近代のヨーロッパはその誕生の時期にあたって、その試練に対し、未来の予知による知的・全体的解決という syntagmatism(統合主義)による幻想的応答を行なって失敗したのであり、これを取り消して現実原則にのっとった勤勉の倫理による応答に変えるためには、知識人自らに代わって無垢なる少女が贖罪の山羊として燃やされねばならなかったのであろう。事実、ヨーロッパの指導的知識人のなかには今なお「無垢なる少女の神話」ともいうべきものが残っている。特にドイツではそのような観念の伝統がある。ヨーロッパの青年たちは、しばしばこの神話のために成熟した成年に達することができなかったり、通過儀礼のように、少女を踏み台にして成年に達し、罪責感をもつ。魔女狩りの残映の一つではなかろうか。

しばしば、わが国ではなぜ魔女狩りがなかったのかという問題が提出されるが、その一部はおそらく、ネオプラトニズム的な幻想的問題解決の中心でありえたかもしれない比叡山を織田信長がことごとく焼き払い、僧侶たちを皆殺しにすることから始まって、一向一揆撃滅、キリシタン弾圧をへて十七世紀中葉の檀家制度確立（いっさいの宗教布教の禁止を含む）、あるいは医療からの神官・僧侶の追放という徹底的な世俗化のせいであろう。日本の中世を通じて、天台宗の総本山である比叡山は、つねに貧しい知的青年に対する強い吸引力をもちつづけており、そこではきわめて洗練された知的相互作用と並んで、天台本覚論のごとき広大なる観念論的な宇宙体系が生産されていた。実際、日蓮に至るまで日本的仏教の開拓者は比叡山に学んだ人たちであり、日蓮ですら自らを天台宗の真の改革者と規定していた節がある。ところが十六世紀の後半から十七世紀にかけて、わが国においてはこのような源泉がまったく根こぎにされてしまう。その代償として、徳川期以後のわが国は、体系的な思考、思想の欠如、あるいは宗教的感覚の不足などに悩むことになる。また、ティコ・ブラーエからケプラーを経てガリレオに至る系譜をみれば、占星術者の膨大な観測結果がいわば乱丁をとじ直すようにして科学体系に再構成されていく過程をみることができるのであるが、わが国においては、科学的体系はついに自生せず、体系的思想のすべてが改めて輸入されなければならなかった。ただヨーロッパよりもたやすく、ネオプラトニズムと魔女狩りという陣痛期をへずに、現実原則にのっとった勤勉の倫理だけは三都においては十七世紀中葉、関東平野においては十九世紀の初頭に至る時代に、比較的抵抗なく確立されることができた。以上のような考察も可能であろう。

森の文化を根こぎにしたのは浄土真宗で、その支配地域は民話・民謡・伝説・怪異譚を欠くことで今日なお他と画然と区別される。世俗化への道をなだらかにした、プロテスタンティズムに類比的な現象であろう。ヨーロッパや日本でみられた方向転換と逆に宗教政治の方向に徹底改革したのが、チベットのツォン・カパによる黄帽派改革であろう（チベット仏教は日本密教と同じくタントリズムの系譜を汲む）。

7 魔女狩りの終息と近代医学の成立——オランダという現象

さてここで筆者は、近代における精神医学の誕生を、いかにして魔女狩りが終息していったかをみることから始めたいと思う。むろん魔女狩りの時代に、これに対する反対も、さまざまの人間、さまざまの国から生まれている。彼らのある者は魔術師であり、ある者は啓蒙思想家であった。ある者はジェズイット、ある者はプロテスタントであった。しかしながらジルボーグ(14)のいう第一次精神医学革命を構成するこれらの人々のいわば〝荒野に叫ゆる声〟が直接、魔女狩りの終息をもたらしたのではない。むろんネオプラトニズム的な哲学はその力を次第に失ってゆく。総合と直観と照応とを手がかりとする世界構成は、より行動的な分析、観察、記述、ときには皮肉や嘲笑の世界観に転化する。これらは普遍的なものはめざすが、非体系的にとどまる。われわれはそのなかにシェークスピア、モンテーニュ、レオナルド、セルバンテス、あるいはエラスムスらの優れたルネサンス知識人を数えることができる。ヨハネス・ワイヤー（ヴィールス）をはじめ多くの魔女狩り反対者は彼らの系譜につながる。

しかし、筆者は魔女狩りの終焉を考察するうえで、非常に顕著な一つの現象に注目したいと思う。

それは、オランダにおいて、他の地域よりも一世紀以上早く魔女狩りがおおむね終息したという事実である。それだけではない。オランダは魔女狩りが最も早く終わった地域であると同時に、大学において臨床医学すなわち患者を診察するという試みが最初に本格的になされた国である。これはフランスに先立つことおよそ二世紀近い出来事である。そして最後に精神病者を――その他の浮浪者や売笑婦、犯罪者とともにではあるけれども――オランダにおいて盛んである毛織物工業での集団労働によって治療しようとする、今日の作業療法をはじめて行なった国でもある(15)。

〝オランダという現象〟はわれわれの考察におそらく最も重要な鍵を与えるものであろう。そもそも低地諸国は、中世を通じての先進地域であり、干拓による北部の農業、イギリスの羊毛を使っての南部の毛織物工業は着実に発展し、特にノルマンの劫掠が終息したのちは、最も密集した自治都市群の所在地であった。低地諸国においては、中世すでにどこよりも早く、商品経済に適合した集約的な労働が営まれ、そこに勤勉と工夫にもとづく近代的な職業倫理が最も受容されやすい素地があった。ライン・マース両河河口は北方交易の集積地であると同時に連水運搬による地中海よりの通商路の終着点であった。さらにハプスブルク王家との関係によってスペインの支配下にあり、先進スペイン文化の影響下にあった。同時に中世においてすでにスペインの異端審問から逃れるユダヤ人の避難地でもあった。これらの点は、低地諸国を商品のみならず情報の集積地としたのである。手工業の伝統と結びついて印刷出版業が繁栄した。いわゆる北方ルネサンス文化はこれらの基盤の上に開花したものであって、諸地域のルネサンス文化のなかで最も秘教的な要素の少ないものと見なしうる。

そのうえに立って、低地諸国は最も完全にルネサンス型の君主制すなわちブルグンド王国の宮廷からの自己解放に成功し、続くスペインとの戦争によって北部諸邦は独立を達成した。イギリスの清教徒《ピューリタン》革命に先んじてオランダにおいてはカルヴァン派の信仰が、スペインからの独立と市民革命の原動力となった。むろん十七世紀におけるオランダは単純にカルヴァン派の支配下にあったのではない。厳格なカルヴァン派はたえずエラスムスを祖先とするいわゆる寛容派、自由派、アルミニウス派、つまりルネサンス思想で水割りしたカルヴィニズムと拮抗関係にあり、カルヴァン派は市民、中農に支持され、アルミニウス派は「レヘント」層に代表される都市貴族に流布していた。思想史上、近代思想の担い手としては、エラスムス的あるいはアルミニウス的寛容派を重視する立場と、カルヴィニズムを重視する立場とがある。確かにアルミニウス派の思想はグロティウスをはじめとする偉大な思想家たちを生み、またヴィールスはじめ多くの魔女狩り反対者たちはこの立場に立つ。ところがカルヴィニストたちも、確かにサタンの存在を深く信じる人たちであるけれども、彼らの予定救霊説によれば、サタンとの闘争は現世における勤労によってなされるべきものであり、また神があらかじめ定め給うたことに関してサタンは無力である。

確かにカルヴァンは人文主義者セルヴェトゥスを火刑に処した。オランダのカルヴィニストたちはグロティウスを投獄した。しかし、アルミニウス派のイタリア版というべきソッツィーニ派はカルヴィニズムのスイスにいるかぎり安全であった。グロティウス迫害はまったく政治的抗争の平面における問題である。カルヴァン自身がジュネーブに布いた神政政治は、フィレンツェにおけるサヴォナローラのそれよりもはるかに現実的に機能し永続した。修道僧出身のルターに対してカルヴァンの人文主義者出身も注意さるべきであろう。十七、八世紀を通じてオランダとスイスという二つのカルヴィニスト国家ほど自由思想家が安全な地域は他に存在しなかった。カルヴィニズムと自由思想は現実に共存しえたのであり、この両者が相まって、まずオランダにおいて思想的寛容、世俗化、契約にもとづく人間関係、現世内禁欲、勤勉と工夫による問題解決――すなわち、全体的総合より導出される解決ではなくて、現実世界のなかを行動し、実例を枚挙し、困難を現実の水準での勤労と工夫とによって克服しようとする、syntagmatism（統合主義）から paradigmatism（範例主義）への大きな思想的転換がなされたということができる。

オランダは、続く一世紀のあいだに近代を急速に駆けぬけたとみることができる。たとえば、近代的な植物園の成立はオランダに始まる（植物学は精神医学の成立に関係の深い学問である）。スペイン人やポルトガル人は新大陸から金銀をもってきたが、オランダ人たちはそれよりも新大陸の植物に何か有用なものはないかと探し求めた。なるほどオランダの産業革命は遅れ、オランダがその独立性を失ったのちにイギリスをモデルとして起こるのであるが、ヨーロッパにおいて産業革命に先立って植物学的な生産革命が存在したとみることもできるのである。近代植物学の祖であるリンネがオランダに学んでいることに注目したい。

オランダは技術輸出による後進国援助を行なった最初の国でもある。すなわちイングランド東部のアングリア地方、デンマークのユトラント地方、スウェーデン南部、ロシアなどはオランダ技術者による干拓によってはじめて農地化した。さらにオランダは高所得に対する重税を基として、一種の福祉国家の萌芽的形態を建設しようとさえした。救貧施設や養老院の公費による運営など、教会によらない福祉施設の建設はオランダに始まる。

また、オランダは十七世紀から十八世紀、特にフランスに対しては十八世紀の後半に至るまでつねに政治的避難所であった。この時期、大部分の自由思想の出版はオランダで行なわれ、自由思想家たちはオランダで発言していた。デカルト、スピノザ、ベイルはもとより、名誉革命の原動力であったロック、フランス革命を準備したヴォルテールをはじめとして、十七世紀から十八世紀にかけての主要な知識人は、その人生の重要な時期をオランダで過ごしている。メイフラワー号が清教徒を乗せて船出したのもオランダからであった。おもな魔女狩り反対者たちは、カルヴィニストでなくともオランダの空気を一度は吸っている。

私見によれば、市民社会の成立と近代精神医学のそれとのあいだには、きわめて密接な関連がある。

第一に市民階級が経済的主導権を握るのと並行して魔女狩りは終息に向かい、市民革命までにはいかなる地域においても決定的に廃絶される。もはや燃やさるべき悪魔憑きはいない。船に乗せて流し去るべき〝阿呆〟もいない。あるのは道徳的に堕落した怠け者だけである。カルヴィニズム的に表現すれば、彼らがサタンの餌食とならないためには、強制的にせよ労働させねばならない。

ただし産業革命とフランス大革命を境とする変化も大きい。以前においては、人間を集団で扱うモデルが修道院のような多様な人間集団社会であったためであろうか、精神病者は犯罪者や売笑婦、身体障害者などとともに〝施設〟に収容されている。産業革命による大工場制度および大刑務所の出現、フランス大革命期を契機とする国民皆兵による常備軍、義務教育などの出現によって、人間集団を統制するモデルは刑務所や兵営に変換され、精神病院も、精神病者のみを収容し、男女を区別し、しばしば制服を着用させ、すべてを同一形式の部屋とし、同一症状の病者を同室に集める。管理上の能率を理由に数千人を収容する大精神病院が出現する。

第二に、主要な諸国において、市民革命以前には、大学の医学教育とはルネサンス的解剖学、思弁的な錬金術的生理学、およびヒポクラテース・ガレノス・アラビア医学を講壇より教授することであり、決して学生がメスを執って屍体を解剖したり、教授とともに病人を診察することはなかった。これに反して、市民革命とともに医学教育は何よりもまず臨床教育となる。大学に病棟を設け、病者を迎え、診療にあたったのは、独立戦争における功績に対して設立が決定され、シルヴィウス、ブールハーヴェ、ファン・スヴィーテンの指導下にあった、オランダのレイデン大学（本章の中扉写真）を最初とする。それまでの症状メモに代わって、陰性所見も含め精確で網羅的な病歴をとるという近代臨床医学の大前提である行為は、清教徒《ピューリタン》革命における議会軍の兵士であったシドナムに始まる。エディンバラ大学がオランダ留学帰国者によって近代臨床医学化され、十七、八世紀のスコットランド学派を生むのは、イギリス名誉革命後のスコットランドにおける寛容化されたカルヴィニズムすなわち長老教会における「モデラティズム」（"中庸主義"）下においてである。

この時期スコットランドは、世界最初の社会経済統計を編みつつあった。われわれはこの時期のスコットランド医学が、過度なまでの精神病分類に熱中していたことを思い合わせるだろう。痙攣と脱力（カレン）、強力性と弱力性（ブラウン——プラス病とマイナス病の区別はおそらくジャクソンの先駆であり、刺激と易刺激性の区別とともにブラウン主義の名を冠せられていた）など、今日なお医師の思考の背景をなす対概念もここで生まれた。しかし、さらに強調さるべきは、すべての疾患は神経的プリンシプルの病いである、とするウィリアム・カレン、この「神経症」概念の創始者が、はじめて、精神病を管理でなく治療の対象とすべきことを主張し、精神病の治癒可能性を明言したことである。臨床医学においてもスコットランド医学の影響はきわめて大きく、エディンバラ、次いでグラスゴウはレイデンの後を承けて十八世紀の医学的中心となる。

さてフランスの市民革命である。旧制度（アンシャン・レジーム）下に訓詁の学となりはて、贈賄によって短期の卒業が可能であったフランスの大学医学部が、極度の臨床重視に転換したのは、フランス大革命を契機としてである。従来の十人台から数百人台、ときに千人台におよぶ飛躍的に大量の患者を対象とし、精密な個別的臨床観察、病理解剖所見との対応、統計的方法による総合、百科事典的記載と一切枚挙的な疾病体系の建設などを特徴とするフランス臨床精神医学の伝統が急速に確立される。その中心人物の一人がピネルである。おくれて一八四八年の三月（市民）革命を契機に、ドイツにおいても思弁的なロマン派的・観念論的医学は、科学的・病因論的臨床医学に転化するが、その際には、国会議員として終始ビスマルクに反対しつづけたヴィルヒョウとともに、グリージンガーの存在が無視できない位置を占めている(16)。

これら市民革命を契機とする臨床医学の成立と同時に、精神疾患は内科疾患をモデルとする意味においての疾患として記述され、認識される。実際、シドナム、カレン、ピネル、グリージンガーは内科医であると同時に精神科医であった。より正確には、彼らは意識においては内科医であり、内科医として精神疾患を扱ったのである。彼らが精神疾患の〝説明〟に、今日からみれば思弁的とみられるような当時通用の諸原理を援用しているとしても、彼らは内科疾患に対しても同じことをしたのであり、彼らの治療法が時に瀉血や水浴、あるいはさらに激越な方法であったとしても、彼らは内科疾患の患者にも同様または類似の方法を用いていた。

彼らが医師として直面していた疾病の構成が今日とはきわめて異なっていたことは忘れてはならない。近代市民社会は、その海外貿易、植民地獲得のいわば反対給付として、たえず外来の伝染性疾患の襲来を受けていた。十九世紀においてはアジア由来のコレラの流行がくり返しみられた。梅毒は持続的脅威であり、十九世紀末においても精神病院収容者の三割はおそらく進行性麻痺によるものであった。産業革命に伴う結核の淫侵はいうまでもない。グリージンガーが精神医学の建設者であるとともに伝染病研究に従事したのも、三月革命後の一種の亡命でもあろうが、この文脈において理解される。

第三に近代市民社会における精神医学、精神医療の推進にあずかった人たちの思想的・宗教的背景に注目すべき点がある。三代にわたって精神医療の改革に当たったテューク家の人々は特に敬虔なクェーカー教徒であった。そのほかにも非国教徒たとえばユニテリアンや、カルヴィニストの国であるスコットランドのエディンバラ大学に学んだ人の影響力が大きい。

オランダに発する一連の影響が及んだ国々、特にイギリス、アメリカにおいては、これ以後、精神病者をいかに扱うかが一貫して主潮をなしている。理論としては折衷主義をいとわない。テュークやコノリーに代表されるような精神病院の改革運動が、くり返しくり返し発生している。ただ精神病院の改革運動がその改革者の寿命より長らえたことはむしろ少ない。勤勉の倫理からみれば精神病者は道徳的に低い怠け者とされ、治療、福祉があとまわしにされる傾向は最近まで続いた。十七世紀のウェブスターの戯曲にも出てくるように、ロンドン市民は日曜日になると精神病院ベドラムの見学に出かけるのが楽しみの一つであり、入園料が病院の収入の少なからざる一部を占めていたのであって、これは動物園にはるかに先んじた出来事である。

さてフランスにおいては事態はいくぶん異なる。おそらくフランスの近代化を推進するはずであった実践倫理の持ち主はユグノー教徒であったろう。しかしサン・バルテルミーの夜の虐殺に始まる一連の政治的騒乱、特に「ナントの勅令の廃止」によって、彼らはフランスから決定的に追放され、オランダ、イギリス、ドイツに亡命する運命となった。このことによって、イギリスにおける中央集権からの解放、官庁の縮小、売官の廃止、世襲職の廃止とまさに対照的に、中央集権的絶対君主ルイ十四世は、フランスにおいてつねに職務に忠実な官僚の不足に悩むこととなる。フランスの旧体制は、売官、汚職、ふくれあがる官僚、重税に悩みつづけた。ただイギリス海峡のかなたよりの影響はつねに存在し、コルベールティズムつまり重商主義に始まり、ヴォルテールによるイギリス・モデルの導入、続くイギリス趣味の氾濫となって現われた。フランスにおいても〝施設〟(精神病者と浮浪者を混ぜて収容している)における労働が制度化され収益をあげるようになったのはコルベールの時代である。十八世紀になるとフランスにおける世俗化運動の現われである啓蒙主義が博愛概念をひろめ、多くの支配層、市民階級が相争って病院に博愛活動を行なうのがみられた。フランス革命に先立って、病院建築の改造、特に優れた建設家による病院設計などが行なわれている。ただオランダにおける臨床医学の成立、続いてイギリスの市民革命期においてシドナムらによってなされた、臨床記録を正確にとって症例を正確に記載するという臨床医学の今日に至るパラダイムは、フランスの医科大学では、市民革命すなわちフランス革命まで採用されなかった。

8　ピネルという現象――一つの十字路

近代精神医学のはじまりを尋ねるうえで、その始祖であるピネルの生涯自身がきわめて示唆的である。

ピネルはその弟子エスキロールとともに、南フランスの出身者である。当時南フランスの医学の中心であるフランス最古の医学校、モンペリエ医学校は、いわゆる生気論者の牙城であった。すなわち、ヒポクラテース医学が主流であったパリ大学に対して、新教国ドイツのシュタールらの生理学や生化学を取り入れた考え方が、一つの別の中心をなしていた。ただ彼らが直接そこから近代精神医学の建設に進んだというのは単純にすぎる。若き日の宗教あるいは哲学への関心ののちに、彼ら、特にピネルはパリにおいて三つの重要な体験をする。

一つは植物学との接触である。つまり若き日のピネルは、王立植物園において動植物分類の研究に従事している。今日とは異なって、植物分類学は天体力学と並ぶ当時の最も確実な先進科学であった。医学者にして植物学者であったリンネの方法に従って、自然界の個物を分類し、一つの体系にするという確実な方法が考えられており、それはさまざまの領域に適応されていた。

実際に疾患をこの方法にもとづいて分類しようとしたのは植物学者のドゥ・ソヴァージュ、カバニスであった。ピネルは植物分類学によってカバニスらの後継者であるばかりでなく、彼の研究を通じてカバニスの属する一つの思想集団に接触することになる。その思想集団とは、エルヴェシウス未亡人の主催するサロンに集まる一団の思想家であって、〝イデオローグ〟と名乗る。「イデオロジー」とは命名者デスチュット・デ・トラシーによれば、ジョン・ロック、コンディアックの感覚論に従って思想をその要素である感覚に分解し、また感覚から出発しその総合によって思想に達することができると主張するものである。イデオローグたちは、一般に孤立的なフランスの知識人には珍しく、エルヴェシウス未亡人の住むパリ近郊オートゥーイュの村に住み、婚姻関係によって濃密な小世界をつくっていた。彼らはフランス革命のジロンド党的な側面を代表するようになり、思想的立場からして教育制度の改革が社会の革命にとって最も重要な事柄であると信じ、革命のなかで立法委員会のメンバーとして活躍した。近代フランス教育制度は彼らに負うところが多い。特にロベスピエールが打倒されたテルミドールの反動革命以後、フランスの政治改革の中核的存在として政治に参加する。ナポレオンが彼らに接近し、彼らもナポレオンのうちに改革の最も強力な支持者を見出したと信じた。しかし権力者とイデオローグたちの蜜月時代は短かった。皇帝の地位についたナポレオンは彼らをもはや必要としなかった。彼らは政治的な中枢の地位から次々に追放される。教育の世界に戻った彼らを待っていたのはもはや社会改革ではなく、実用になる学問を求め、階級上昇をめざす脱政治化した学生たちだった。イデオローグの多くはテクノクラートに変身し、ナポレオン体制、それに続く王政復古の時代を通じて生きる。ピネルはイデオローグとの接触によって医学に進むことをすすめられた人であった。実際彼はイデオローグの一員であった、その代表的な一人ではないにしても。この見地からみるとき、ピネルの精神医学の、半ば分類学的な、半ば啓蒙哲学的な性格、そしてかの有名な伝説的ともいえる〝精神病者の鉄鎖からの解放〟に代表されるような制度への関心、病院管理への興味、そして政治権力と結びついての改革という性格が非常に明らかになるであろう。

エスキロールにおいては、このような思想的遍歴は顕著ではない。エスキロールの場合、父親が精神病院の経営者的立場の人であり、少年時代の見聞、青年時代の神父たらんとする意向を経てピネルの弟子になった。結果的にエスキロールにおいて、ピネルのもっていたさまざまの要因がより整理されて現われることになった。

きわめて後進的であったフランスの医学制度は大革命とともに、オランダ、イギリス、あるいは両国ときわめて親しい関係にあったハノーヴァー地方のゲッティンゲン大学のモデルに倣って、いみじくも市民の医療すなわち「ポリクリニーク」と名づけた大学の臨床を開始する。これと同時に、百科事典の精神を継承して、分類による疾病体系をつくりあげる。一八二五年を中心として出版された『医学・外科学アンシクロペディー』は、反動時代に持ち越されたフランス医学の近代化のうえで、この時期における一つの集大成ともみられるものであるが、ピネルはその内科学、精神医学両面にわたる有力なる指導者であった（王政時代においてもフランス医師は革新派が多数派だった）。医療の実際においても、たとえばエスキロールの理念のもとにジルベールの設計したシャラントンの精神病院は、まったく同一のスタイルのコの字型になった建物の整然とした集まりであって、一つのセクションには同じ種類の精神病者が収容され、さながら標本箱の観がある。このスタイルの病院はフランスにおいては現在まで一つの伝統をなし、千床を越える神経学あるいは小児科の単科病院があり、学生、研究者はそこで事実上すべての種類の疾患を見ることができる。

市民社会の成立と臨床医学とが軌を一にして起こっていることは、オランダにおいてもイギリスにおいても、はるかに遅れたフランスにおいても同一であるけれども、時期的に遅れただけフランスでは非常に端的な現われ方をしている。

ここで忘れてならないが、市民社会における精神医療が数千人を収容する大精神病院に限られているとみるのは一面的である。エスキロール自身、自宅に十数人の精神病者を受け入れ、彼らと食卓を共にしていた。十九世紀を通じて、上流階級、裕福な市民に対しては、「健康の家」という小規模の診療所が存在し、モーパッサン、ボードレール、プルーストが治療を受けたのはこのタイプの診療所である。すなわち近世においてみられた「修道院か収容所か」という階層による二分制は、市民社会においても「健康の家か精神病院か」という二つの分類となって現われ、精神病院への収容は、貧困階級、あるいは支配的階層から脱落または疎外されることがその階層にとって望ましいと思われる重症の病者に限られていた。

治療法においても二元性がみられる。精神病院においては、しばしば拘束あるいは衝撃的な治療法が主流を占めるのに対して、診療所においては、前世紀のいわば古い部分からもちこしたピュイゼギュールやメスメルの磁気術を含めた、より特権的かつ温和な治療法が行なわれた。神経症群と精神病群の二つの系譜は、いくぶんかはこの治療の場の二元性にもかかわっている。少しのちの時代にはなるが、クレペリーンは短期間、富裕な階層のためのフレクシッヒの診療所に勤めたとはいえこれになじまず、一貫して精神病院を基礎としてその体系をつくっていった。逆にフロイトは小児病院における診察を経て、最富裕層を含む、市民のための個人的診療を実践した。おそらく激症のヒステリーを除いては、精神病院の枠内では神経症は問題にならず、ごく最近までドイツでは神経症の研究者がほとんど存在しないといってよい状況であった。

9 ヨーロッパ意識の分利的下熱

ここでいったん、P・アザール(17)のいう意味における「ヨーロッパ意識の分利的下熱《クリーズ》」(一六八〇―一七一五年)の時期に戻ろう。ヨーロッパの気候が温和化に向かうのと軌を一にしたかのように、ヨーロッパの混乱は次第に鎮静しはじめた。ウェストファリア条約は三十年戦争の終結であると同時に国民国家の成立であり、「君主の宗教を国家の宗教とする」ことによる宗教の制度化であり、これはやがて世俗化に道をひらくものであった(江戸時代の檀家制度よりははるかにきめが粗いけれども)。人々の心は現世的なものに向かい、巡礼に代わる旅行、参詣に代わる観劇が前景に出てきた。小領主や貴族は田舎の城館よりも都市に住み、軍人を含む官僚あるいはブルジョワジーとの結合を志向しはじめた。多くの修道院は廃墟と化した。それは今日いわゆる小乗仏教がもつ一時僧の機能のごとき、現世を避ける人々(いわば〝嫌人権〟を行使する人々)を受容する場をヨーロッパが失ったことである。人々は容赦なく貨幣経済に巻き込まれ、労働か投機に身を投じなければならなかった。

二つのルネサンス型宮廷支配が歴史から姿を消した。イタリアとボヘミアである。この二つから、syntagmatism(統合主義)と魔女狩りの十六世紀に対する悲痛な訣別の声がきかれる。一つはあるイタリア・ルネサンス知識人による「もう未来を予見することはやめよう。予見は少しも事態を改善しない」という叫びであり、いま一つはボヘミア人コメニウスの転身である。彼は魔術師として出発し、荒廃したヨーロッパを精神的にも身体的にも遍歴し、最後にオランダにたどりつく。彼はほとんど即物的な世界内事物の枚挙による小児用の教科書をものして次代に希望を託した。この書物が最近までヨーロッパで版をかさね教育に用いられたことはあまり知られていない。

10 ピューリタニズムと近代臨床

しかし、成立した国民国家は必ずしも強力な支配体制をもったわけではない。例外はおそらく、十六世紀のネーデルラントにおける苛烈な宗教セクト間の闘争に勝ち抜いたオランダであり、カルヴィニズムの最終的勝利は、それが一九二〇年代ソビエトにおけるスターリニズムの最終的勝利にも似て、近代国民国家を運転する有能な実務家たちを受容しえたからであろう。〃オランダという現象〃のなかには、オランダの諸大学が半数以上、亡命してきたユグノーをはじめとする外人教授によって始められたという事実もある。実際、レイデン大学にはヨーロッパ各地から学生がその臨床医学を求めて集まり、その影響は遠くトルコに及んだ（プールハーヴェの教科書はトルコ語はもとより日本語にも訳され写本で流布した）。エラスムスをはじめとする宗教的寛容主義者が宗教改革の渦中において最終的に新教、特にカルヴィニズムを選んだのは、決してカルヴィニズムが彼らを歓迎したからではない。カルヴィニスト自身は、カルヴァンやクロムウェルが実際行なったように神政政治を行ないたかったであろう。しかし彼らの倫理自体によって、好むと好まざるとにかかわらず、有能な実務家、知識人、技術者の活動する素地が準備された。しかもツァーの専制政治を継承せざるをえなかったスターリニズムと違って、オランダは中世においても厳格には封建領主の支配を受けていなかった。ネーデルラント北部やフリースラントの開拓農民は早くから〃領主から自由な民〃の自覚と誇りをもっていた。史上最初のゲリラ戦は、その名の起こりであるナポレオン戦争におけるスペイン人の闘争でなく、ネーデルラントの〃海乞食〃たちによるスペインに対する海上ゲリラであった。

このことから、ありうる反論、すなわち北アメリカのピューリタン植民地セイリムにおける有名な（しかしきわめて小規模な）時節おくれの魔女狩りの事実をどう考えるか、の回答が出る。すなわち、目から鱗を落とすように、説得によってこの町の魔女騒ぎを終息せしめたのは、ニューヨーク（ニューアムステルダム）から来た「レンブラントやヴァン・エイクのリアリズムで武装した」オランダ系市民であった。実際オランダ絵画を時代を追って眺めれば、ルネサンス的・バロック的絵画がほとんど急激に端的なリアリズムに変化するのに驚かされる。対象は低地地方の広い空の下にひろがる風景にとどまらず、日常の用具や食品に至る。十七世紀に行なわれたオランダ・イギリス間の海戦において、画家はボートに乗って両艦隊のあいだを遊弋《ゆうよく》しつつ写生した。このリアリズムは二十世紀における従軍カメラマンの先取りではなかろうか。

ウェーバーが『プロテスタンティズムの倫理と資本主義の〃精神〃』において、この倫理の担い手が（論敵ブレンターノがカトリック大資本家を問題にしているのに対して）経営者、いや熟練労働者をも含めている事実もここで想起される。また想起すべきは、ウェーバーがこの倫理を神なき時代へ傾斜する過渡的倫理としていることである。われわれは、プロテスタンティズムの倫理と精神医学の関係を三段階に分けて追跡することができる。しかも国民国家の成立との関連において。

第一期はすでに述べたごとく、カルヴィニズムの倫理と労働治療が調和的に存在した時代である。職業倫理にもとづく医師（しばしば現世的に裕福な市民となっている）が労働治療を行なっている収容所を定期的に訪れる図である。これは今日も回診が Visite（訪問）とよばれている理由である。しかしその中心地オランダは十七世紀末に早くも没落する。奇妙な政治的詐術が絡んでいるようだ。

当時の海戦においては風上の占位が決定的優位を意味した。一連の技術革新によってほとんど風に逆らって進むことのできるイギリス軍艦が他国海軍を圧倒しさった理由である。イギリスの科学革命——天文学、望遠鏡、クロノメーター、磁石など——は少なくとも結果的にイギリス海軍の優位性維持に捧げられたとみることができる。その前に、スペインのガレオン船は狼に狩られる無力な羊のごとくであった。科学史的にいえば、他国の航海術がすべて地方的であったのに対して（たとえばフランス海軍はナポレオン戦争時代においてもなお古代以来のガレー船をも用いていた。それは波静かな地中海には適していた）、イギリスは普遍的航海術を開発したというべきであろう。

例外はオランダであった。オランダは卓越した西風と遠浅の海岸によって海上からの侵攻から守られていた。彼らは急速に建造しうる規格的な商船フレイト船を開発し、イギリスに匹敵しえた艦隊によって護られていた。この海上貿易に依存する二国間の十七世紀における数度の勝敗相半ばする海戦ののちに、一六六七年オランダ艦隊はついにテームズ河口メドウェイの泊地に侵攻してイギリス主力艦の一部を焼き、一部を自国に曳航するに至った。その二〇年後、名誉革命が行なわれ、オランダ王はイギリス王となり、イギリス国教に改宗し、アン女王とともにイギリスを支配する。そしてオランダの歴史は以後、自国の歴史家すら「退屈きわまる」というものに化してしまう。代わってイギリスは百年戦争以来失っていたもの、すなわち対岸の安定した従属的同盟国を得る。オランダの彼方のハノーファー地方すら、王の出身地としてイギリス人が進出し、実際、前世紀中葉までイギリス貴族の避寒地となる。奇妙なすりかえでなかろうか。

さて舞台がイギリスに移れば、その囲い込み運動と産業革命は、ひと続きのものであろう。荘園を中心とする中世農村の典型を発達させたそのイギリスが農業を放棄し、土地から人間を追放して代わりに羊を飼いはじめた。羊毛ははじめフランドル地方あるいはインドにまで輸出され、製品となってイギリスに還流した。イギリスが十八世紀の前半において一次産業国であったことをわれわれは忘れがちである。これを補うには、オランダから継承したイングランド東部アングリア湿地の干拓とロンドンを中心とする中間貿易では足りなかった。十七世紀におけるクロムウェルのアイアランド征服は、国民国家としてのイギリスの最初の植民地獲得である。後年のイギリス植民政策の狡智を云々するものは、二十世紀のシン・フェン運動による〝サルヴォスタット・エイレアン〟（アイアランド共和国）の独立に至るまでアイアランドの統治が、わが国の朝鮮支配に匹敵する苛酷なものであったことを忘れてはなるまい――彼らがその教訓から学んだことを別とすれば。この、七世紀においては西方世界において唯一の〝文明国〟であり、中世哲学の淵源地であった地域にイングランド人が地主としてはいり込み、アイアランド人を小作人の地位に追いやった。農業の放棄は農業国アイアランドの獲得によって補完された。

いかなる時代に生きることが幸福かは、どの階級に生まれるか、一般にどのような人であるかによって異なる。十八世紀前半はイギリス上層階級にとっては自由と余裕ある生活を享受しえた時代であろう。十七世紀に交代でイギリスを支配したピューリタニズムとポーピズム（王政復古時代のカトリック復帰ムード）のつくりだした宗教的緊張は、名誉革命によって一掃された。イギリス国教は貴族の次男、三男の就職先となり、一種のうまく機能する複式政府機関となった――ちょうどイギリス法におけるコモン・ローと、教会法由来の第二の法体系であるロー・オヴ・エクイティの相互補完性のごとく（また一八九ページ参照）。より現世的なウェズレリアン、快楽主義的なシャフツベリー主義、そしてフランスの理神論に対応するユニテリアンは、この時代に適合するイデオロギーである。思想的亡命者は次第にオランダに代わってイギリスをめざす。たとえばヴォルテール。

しかし二次にわたる囲い込み運動によって土地を追われた農民は、失職した細民として都市に流入した。十八世紀後半にイギリスに産業革命が成立するのは、彼ら自国民の搾取にはじまる。産業革命は、十七世紀においてすでにニュートンやロックを生んでいたユニテリアン、たとえば〝イギリス第一の陶工〟ウェッジウッドらの「月光協会」によるものともいわれ、別説にはイギリス国教徒の寄与が大きいとする。いずれにせよそれはイギリスを一変させ、一次産業国から二次産業国に転化させた。世紀末における厖大なナポレオン戦争の戦費を調達することは、このことなくしては不可能であったろう。しかし、産業革命社会は精神病者に対する社会の許容性を著しく狭めた。囲い込みから出された彼らは新たに〝囲い込まれ〟るか、餓死にゆだねられた。外国の観察者にとって、この煤煙におおわれ、人口の過密な新しい社会自体が精神障害の原因とされ、それは〝英国病〟の名を奉られるに至った。当時、瘴気説《ミアスマ》（悪い空気が精神疾患を生む）が有力であり、同時代のフランス精神病院が過敏なほど通風に配慮したことを考えあわせてほしい。

ピューリタニズムと近代社会との関係に変化が生じて**第二期**に入るのは、産業革命を契機としてである。かつての勤勉の倫理に代わって前景に登場したのは、ほとんどむき出しの〝支配の倫理〟であった。それはウェリントンが、「ワーテルローの勝利はイートン校の校庭において勝ちとられた」と述べたごとく、イギリス支配層の教育の倫理でもあり、十九世紀にはいっては社会ダーウィニズムという〝優勝劣敗〟〝弱者淘汰〟の倫理となり、海外植民地の征服にあたっては、〝白人の重責〟ともなる。勤勉は依然説かれたにせよ、それは通俗道徳としてであった。失業は怠惰によるものとされた。慈善あるいは福祉は、人々を堕落させるものとしてつねに強力な反対にあった。非自発的失業、すなわちいかに労働者が自己の労働を安価に売却しようとしても発生する構造的失業の発見は、実に一九二〇年代のケインズを俟たなければならなかった。今日讃美されるイギリスの自然の美しさを発見したのはイギリス人でなく、独立直後にイギリス大使であったW・アーヴィングであった。スコットランドのアダム・スミスはいわゆる『国富論』（諸国民の富）と『道徳感情論』を利己主義と愛他主義との二部作としてものしたけれども、リヴァプールやグラスゴーの資本家たちが採用したのは前者だけであった。ここでピューリタニズムは産業革命の批判者に転化する。

そのとき、スコットランドはどうなっていたか。宗教によってオランダの、王室の婚姻関係によってフランスの影響を受け、イングランドより大陸的であり、体系的な思考になじんでいた。それはそのまったく大陸的な法体系にもみられ、十七世紀末以来のスコットランド学派における、ときに過剰な〝オランダ的〟な疾病分類――精神病を三百以上に分類する者すらあった――にもみられる。また、スコットランド学派の別の一面、たとえば強力性と弱力性などにみられる平衡的健康論（平衡破綻による病理発生）は、長老教会内におけるモデラティズム（〝中庸派〟）に対応するものであることが示唆される。

スコットランドはカローデンの大敗、イングランドとの議会合同以来、事実上合邦されたが、つねに〝支配の倫理〟を補完する〝勤勉の倫理〟、経験主義を補完する体系主義をイングランドに送りつづけた。彼らは優れた学者や政治家をイングランドに供給したばかりでなく、公衆の識字率はイングランドよりきわめて高く、ナポレオン戦争時代のイギリス海軍水兵において文盲でない者はほとんどスコットランド人に限られていた。

にもかかわらず、スコットランドはもはや精神医学の先行試行者でなくなっていた。実践上、ピューリタニズムが産業革命に対立するのは代わってイングランドにおいてであり、有名なテューク家は、産業革命の煤煙を最も遠く離れた片田舎にヨーク退息所を設けた。軽症患者が村の街路を歩き、ときに村人の家に下宿した。この moral treatment はあまりに有名であるが、重要なことは、医師でない彼らが精神病者と折り合いつつ、ともに生活する伝統を発展させたことであった。

医師たちが精神病院を〝訪問〟するのでなく、そのなかで働き、あるいは住むのは後のことである。エスキロールがシャラントンに一種の牧歌的世界を建設しようとしたり、出身地農民の与望を担って精神科医となり出身地の病院長となったブロイラーが、病院の建物に生涯住み込んだのは十九世紀である。非医師のテューク家の人々は、非国教徒でしかも産業革命の批判者であるという意味で二重にノン・コンフォーミストであった。公職から斥けられている彼らは積極的に天職の倫理にもとづき、洗練された技能と奉仕の精神で事にあたった。多くの精神病院改革が改革者の生命よりも永続しなかったのと対比さるべきであるが(サミュエル・テュークは医師をきびしく斥けた)、彼らに学んだ多くの精神病院改革者は moral treatment を誤解した。これは当時の用語法では「道徳療法」でなく「社会療法」といってよい(田添京二)。しかし「道徳」療法ととられたのは、「精神病者怠け者説」の影響であろう。とくにドイツにこれが著しくなる。

テューク家の伝統は今日なお英米圏に存続しているともいえる。ボランティアの参加による moral treatment は十九世紀末まで英国では行なわれた。その廃止は患者の退院率を著しく低下させた。しかし名残りはあって、イギリスにおける精神病院看護士の八割ないし九割はテューク家と同じクェーカー教徒である。

しかし、イギリスはアメリカ独立戦争、フランス革命、ナポレオン戦争、二次にわたる英米戦争、その後における経済的不況を経過しなければならなかった。フランス革命はイギリス知識層の一部を歓呼させたが、彼らはまもなく沈黙させられた。ナポレオン戦争中、イギリス海軍の水兵はしばしば政府を震撼させる大反乱を行なったが、容赦なく鎮圧させられた。イギリスはこの戦争をほとんど〝支配の倫理〟によって戦ったのであって、一般にわれわれは精神医学史において戦時における精神病者の状態の記述欠如に遭遇するが、ナポレオン戦争時代においても事情は同じで、イギリス最古の（そしておそらく当時最大の）精神病院ベドラムが海軍病院に徴発され、精神病者専用に宛てられていたという短い記載を海軍史に発見するのみである。当時の当局者は、海軍の精神病者多発を、強制徴募隊によって連行した若者を水兵にし酷使したためと解していた。しかし、この病院から追放された一般患者の運命はどうなったのであろうか。

おそらくわれわれは、二十世紀において、ピューリタニズムと精神医学との関係の**第三期**を経験しつつあるのかもしれない。ピューリタニズムの倫理自体を人を精神病に追いやるものとして最初に告発した人は、おそらくH・S・サリヴァンである。彼自身はアイアランド系カトリックの家庭に生まれ、彼の母にはキリスト教以前のアイアランド民間伝承の世界さえ残っていたが、かつてオランダの植民地であったニューヨーク州の農業地帯にプロテスタント農民のあいだで孤独に育った。

彼ははじめ自己の出自を否定してヤンキーたらんとするが失敗する。それが彼の自立のときであった。第二次大戦後、すでに富裕な医師となっていた長老教会牧師の子R・D・レインが、妻が南フランスに別荘を求めようとしたのを契機に反精神医学にはいる。二人に共通な点は、プロテスタント家庭の幼児教育の告発に重点があることと（サリヴァンはまた、アメリカ合衆国の青少年・成人における「成功の原理」をも告発している）、彼ら自身の禁欲性であって、ピューリタニズムの倫理がピューリタン的に告発されていると言うことができるかもしれない。

もっとも彼らを単にピューリタニズム倫理の告発者だけとするのは単純にすぎよう。レインの著作の一部はイギリスの童謡を思わせ、別の一部はラッセルに代表される現代イギリス哲学に触発された感がある（サルトルの影響はむしろ浅薄である）。サリヴァンには母ゆずりのアイアランド西部の異教的雰囲気へのつながりがある。

さかのぼれば、カルヴィニスト牧師の子であって自然への還帰を唱えたジャン＝ジャック・ルソーが、この第三期の予告者・先駆者といえなくもない。彼の教育論『エミール』は今日ならば反教育論と銘うたれるであろう。彼は精神医学に直接関係しないが、アンシャン・レジームにおける精神病院改革に始まるその影響は、今日までなお十分測深できぬ深さがある。

同じくカルヴィニズムの下にあったスイス諸州は中世末期においてすでに神聖ローマ帝国より離脱していたが、〝オランダ的現象〟ははるかに微弱であった。ヴォルテールをはじめ知識人の避難の地となったが、十九世紀における時計工業と二十世紀における水力発電（とそれによる化学工業）

のおこるまでは貧しい牧畜国であり、大きく出稼ぎに頼っていた。傭兵としての彼らはその忠誠さとともに"郷愁病"の発生によって知られていた。それでも古くはパラケルスス、おくれてラファーターを出している。精神医学を含む医学革新者たちである。

11 フランス革命と公式市民医学の成立

フランス革命がどの程度フランスの精神病院を変えたかは難しいところである。むしろ十八世紀末の慈善運動による小規模の病院に見るべきものがあるという見解もありうるであろう。われわれはフランス革命とナポレオン戦争が窮乏の時代であり、フランス革命は結局、王政復古に終わること、すなわち続く時代も革命の挫折と戦争の敗北の時代だったことを念頭に置くべきである。

ただし三点は注目すべきである。すなわち啓蒙主義時代に育ったフランス医師団は、つねに――ルイ十八世治下の反動時代においても――反王党派が多数派であり続けたこと、ナポレオン統治下にフランスが巨大な官僚制度と精密な試験による学校制度を築きあげたことである。そして新しいフランス医学制度はきわめて臨床的であり、実際ドゴールによる改革までの百数十年間、臨床医学を一年生から学び、解剖学をようやく三年生で学ぶほどであった。パリ大学医学部に関連した八つの大病院は生ける教科書であった。先に述べた一千床を越える単科病院において学生は教科書に掲載されている、あるいはなお未分類のほとんどすべての疾患を目のあたりにしえたのであって、たとえばフランス神経学や皮膚科学の十九世紀における発達の基盤にはこれがあった（そしてわが国の医学生は今日なおこの機会をもちえていない）。それはparadigmatism（範例主義）の一つの極致であり、十九世紀フランス皮膚科学、神経学の精緻な分類はこれなくしては考えられない。しかしまた、十九世紀は診断学と治療学とのあいだに最も懸隔のはなはだしかった時代である。ブルジョワジーは秘教的な特権的治療でなく、端的に治してくれることを医師に求めたであろうにもかかわらず、である。M・フーコーのいうごとく臨床のまなざしは変わったであろう。しかし治療のまなざしは？　慈善的治療は後退し、ブルジョワジーは治療を快適な環境や水浴、日光浴に求めた。特にフランスとイングランドにおいて保養地が発達した。軽症の患者はしばしば転地を勧められた。しかし重症の患者は？　十八世紀の収容所は今日のインドの停車場さながらであった。船を待つ流刑囚や売春婦と彼らは共にあった。しかし彼らにはある種の自由があった。そこは「安心してクレージーになれる場所」（W・A・ホワイト）であり、ホガースの版画にみる猥雑な世界であった。院内出産数は毎年の管理者の報告事項の一部である。

しかし、十九世紀とともに雰囲気は急速に一変する。精神病院に精神病者だけを入院させるという大変化だけではない。分別収容は二十世紀前半まで精神科医の最大の関心事であった。ある時期のパリでいえば、患者はまずオテル・ディウ（市立病院）に収容された。六カ月後、それまでに治癒しなかった者は、男子はビセートルへ、女子はサルペトリエールへ送られた。彼らは制服を着せられることが多かった。また精密に問診されることが加わった。ある種の配慮は病院建築にみられた

（最大の治療手段の一つは病院建築であるという認識はすでに述べたごとく啓蒙時代にあった）。たとえばシャラントンの精神病院は、二つの河の合流する崖の上に建てられ、病院全体の鉄柵は崖の中途に設けられて患者に見えないようになっていた。病院はコの字型の病棟の集合であり、すべて河に向かって開き、患者は谷を越えてイル・ド・フランスの広い野原の眺望をほしいままにすることができた（しかしまた、先に述べたとおり、いかに標本箱にも似ていることであろう）。もっとも、ヴァン・ゴッホの絵にみるごとく、閉ざされた中庭を青灰色の服を着た患者が円を描いて回っている病院のほうが多かったであろう。精神医学史を書くものの心を重くするのは、今日もなお精神病院の実状が当時とほど遠くなく、いくつかの改革の試みも啓蒙時代あるいはフランス革命時代の人人の考想の射程を遠くは越えていないことである。

12　啓蒙君主制下の近代臨床建設

ドイツ、オーストリアにおける十八世紀の〝啓蒙された専制主義〟はまた、近代化の装備の一つとして刑務所や兵営とともに精神病院を必要とした。

十七、八世紀はオランダをモデルに、十九世紀はフランスをモデルに、オーストリアはその治療医学を建設しはじめた。パリとウィーンは十九世紀における医学の枢軸となった。しかし絶対主義国家においては民衆が治療を求めて医師に加える圧力は弱かった。ウィーン大学きっての内科医スコダが精密な診断ののち、学生に治療を聞かれて、「それはどうでもよい」と答えた逸話がある。しかしウィーンにおいても範例指向性は明確であり、一教授は自己の症例全部の記述を出版した。

十七、八世紀においては、精神病に対しては医師でなく哲学者がこれにあたるべきであるという主張が存在した。この暗闘はフランス革命をもってほぼ終わりを告げた（最後の主張者はおそらくカントであろう）。これは十六世紀における神学者と医学者の抗争の二番煎じともいえよう。しかし、神学者と異なって哲学者たちは権力と結合しておらず組織をもたなかった（医学でも哲学でも学会は後のできごとである）。敗れたのは哲学者だが、たとえばドイツの大学生の大きな就職先は貴族やブルジョワジーの家庭教師であったから、哲学者の主張はそれほど非実践的でなかったかもしれない。現に今日、哲学者の脇枝である臨床心理学者が米国での精神療法の主流を占めつつあるのを見る。

ナポレオン戦争はドイツに独特の反応を引き起こした。一つは国民的同一性を求めての、壮大な宇宙的な思索の飛翔である。十七世紀におけるライプニッツのドイツ、あるいは啓蒙専制君主フリートリッヒ二世の下でユグノーたちが建設した十八世紀のベルリンの雰囲気は、一変した。ハレ大学の喪失に代わる新しいベルリン大学の建設者フンボルトは、十八世紀ドイツ啓蒙主義の系譜につながる人として偏狭なナショナリズムを嫌い、南米かパリで大部分を過ごすほどであった。この時期に哲学青年でないドイツの若者はいないといわれた。新しいロマン主義は古いバロックよりはるかに感傷的であり明確に反マニエリズム的であったが、三十年戦争で一〇〇年は遅れたというドイツの土壌には十六世紀の魔術的 syntagmatism（統合主義）が残存しており、啓蒙時代においても、それは時にはルター派における敬虔主義（たとえば生理学者ハラー）の形をとり、時には若きゲーテをいざなった錬金術の形で噴出していた。しかし、ナポレオン戦争の敗戦とともにロマン主義はほとんどドイツ精神と同義語となった。その影響はフランスやイギリスに及び、ドイツの「霧の彼方の角笛」はしばしばフランス人の耳をも傾けさせた。

しかし、この復古運動はナポレオンにより改革されたフランスの近代的官僚教育制度をドイツ的徹底性をもって採用することを妨げなかった。フリートリッヒ大王のプロイセン軍は七年戦争におけるイギリス別働隊にすぎなかったが、いまやナポレオンのフランス軍に匹敵する精強なプロイセン軍が形成されはじめ、地主貴族たちは狩猟や酒宴を断念しなかったけれども、鉄の規律を誇る将校に転化しはじめた。いちはやくフランスに降伏した祖国に背いて、ロシア軍に投じた一将官クラウゼヴィッツの『戦争論』が彼らの支柱となりはじめた。シュタインの改革はプロイセンを規範的な近代官僚国家に変えつつあった。その一環としてドイツ各地には、フランス型の巨大精神病院が建設されはじめた。大学はまだ精神医学講座を欠いていて、「精神病院長の医学」の時代だった。ロマン派医学に浸りきっていたイーデラー、ノイマンらの精神病院長は、ロマンチックに精神医療の理想を構想する。それは今日も読むに耐える部分を含むけれども、どの程度実践されたであろうか。むしろ、厳格な管理がその特徴であり、時には女子患者に軍装させて教練を行なうところまでいった。moral treatment はその意味を変えて強要的な道徳療法の含蓄を強めた。

M・シュレンクは、以来一五〇年ドイツの精神病院はほとんど変化しなかったと述べている。この単純な常同的な環境のなかで、次第に精神病者は分類可能となっていったと言いうるかもしれない。実際、十九世紀以前の文献における記載からそれが今日の体系における何病であるかを知ることは困難であるのに対して、十九世紀の精神病院に由来する分類はより明確で、われわれの首をひねらせることは少ない。これは十九世紀の精神病院における雰囲気が、いわば患者の患者性を骨格まで洗い出すようなものでなかったかという疑いを抱かせるものである。

十九世紀後半に至ってドイツ、フランスを中心に大学精神医学の建設が行なわれた。もっとも、フランスが師弟相伝の伝統をついにもたなかったのに対して、ドイツ大学の講座制は、みごとな系図に描きだしうるような、厳格な師弟関係を創出させた。

十九世紀における精神疾患の発見は、フランスのごとく大学と大病院との交流の連続したところか、クレペリーンのごとく精神病院と大学のいずれにおいても働いた人たちの手になるものであった。十九世紀後半において精神医学は内科より分化し、医学の一分科として大学に市民権をもつに至るが、多くの大学教授は精神病院にあってただ講義のために大学に出向いたようである。「精神病院長の医学」のなかで発見された破瓜病、緊張病は、大学教授に転化したクレペリーンによる早発性痴呆、兼務したブロイラーの分裂病に総合されるが、筆者がその発見の場を問題にするのは、巨大精神病院の衰退とともにわれわれは再び疾患像の多様化という、十八世紀にみたごとき事態を迎えつつあるからである。逆に、十九世紀から二十世紀初頭における最大の精神医学的発見は分裂病の〝発見〟であり、これは古代以来の躁病・うつ病の二大別をくつがえしただけでなく、精神医学それ自体の雰囲気を一変させた。それは伝染病を克服するという十九世紀から二十世紀前半の医学的課題に代わって二十世紀後半の医学の最大の問題となっただけでなく、精神医学に対して再び哲学者、社会学者、公衆の目を向けさせる原因となった。この〝発見〟は次第にその問題性をあらわにしていったからである。

13　新大陸の〝近代〟

ここで目を転じて、植民地化された北アメリカと中南米を眺めてみたい。

周知のとおり、中南米は、古代近東を思わせるいくつかの大帝国と、密林あるいはサヴァンナにかくれた小部族の存在するところであり、トウモロコシを主食とする独自の文化が発展していた。コンキスタドーレスによる征服後は、ブラジルを除いてスペインの支配するところとなり、フランス革命に引き続く独立運動を通じても、その支配の形態を本質的には（キューバを除いて）変えていない。南アメリカはすべてカトリック圏に属していた。インカ貴族女性との結婚にはじまり、イベリア半島人は大部分、原住民あるいはアフリカよりもたらされた奴隷と混血した。ここに建設されたものは、中世の荘園、あるいは古代末期の大規模農園「ラティフンディウム」に近いものであった。

中世末期の封建制度の解体過程において、騎士階級のある者は土地にとどまってドン・キホーテと化した。ドン・キホーテが闘った相手がまさにオランダから当時もたらされた風車であることは象徴的であろう。ある者は廷臣に転化したが、議会《フンタ》の事実上空無化されたあとスペインはオーストリアと結合しつつルネサンス＝バロック型の非能率な宮廷支配をつづけ、職務忠実な官僚群への変化は起こらなかった。ところが浮浪騎士と化した者の一部は、その中世的基盤の再建を新大陸に試みてほぼ成功した。南アメリカ諸都市の設計は驚くほど似ていた。唯一の原設計図から出発したからであって、ユートピアの過去指向性のまさに証明となるべき窒息的なものであったが、一般に公衆衛生への配慮は同時代のヨーロッパに比して卓越しており、この点にカトリックの組織的長所をみるべきであろう（ただし近代的精神病院の建設は十九世紀のリオ・デ・ジャネイロにおけるジュリアーノ・モレイラの努力に始まる）。

これに対して北アメリカは、狩猟とハック耕を生業とするインディアンの小部族国家の住家であった。北上するスペインの勢力は停止させられ、やがて後退を余儀なくされた。五大湖地方からミシシッピー河谷沿いに南下したフランスの勢力は確固たる支配権を維持しえず、カナダのケベック地方に革命以前のフランス農村を維持するにとどまった。東海岸に点在するオランダの小植民地は南アメリカ（ブラジル）の一個も含めて政治権力を維持しえなかった。ところが国教徒を主とするヴァージニア以南のイギリス開拓者は奴隷使用下に巨大な単作プランテーションを建設し、東部のピューリタンを主体とする植民者たちは、一種の神政政治にもとづく十七世紀のイギリス農村を再現しはじめた。要するに新大陸への植民は、旧大陸において過去となったものの再建として出発した。

しかし、ウェーバーが好んで勤勉の倫理の典型としてベンジャミン・フランクリンを引用するごとく、この倫理は北アメリカ東部の植民地の資本主義化をもたらしはじめた。東部資本家の捕鯨業は一八五〇年の北氷洋における船隊の大難破によって終わりを告げるが（あたかも同じ一八五〇年を中心としてアメリカ全土に心霊術の流行が爆発する）、舟運に代わる鉄道網のほうは、急速に発達しつづけ、一〇年を経ずして南北戦争が起こる。この十九世紀最大の死者を出した戦争は、多少とも南アメリカ的な南部社会の打倒と、北部の急速な工業化をもたらした。南部はこの打撃から一世紀回復しえなかった。しかし、すでに始まっていた西部へのフロンティア運動は――十四世紀ドイツにおける〝東方侵出〟の再現とも見なしうるが――急速に勤勉の倫理を掘りくずす。それはプロテスタント的勤勉の倫理が、その地、その職に踏みとどまって努力するということを前提とするからであり、フロンティアの開放は、この倫理の基底を掘りくずし、端的な「力の倫理」に道を譲らせる強い傾向をもつからである。

南北戦争におけるナンティンゲールともいうべきメアリー・ディクスによって、首府ワシントンに最初の西欧型〝近代的〟精神病院が開かれるが、一般にタマニー・ホールとゴールドラッシュの時代である十九世紀後半のアメリカは、ヨーロッパにおけると同じく、優勝劣敗の思想のもとに精神病者を顧慮することが少なかった。さらに、十九世紀における有名なアイアランドの馬鈴薯不作による飢饉とイタリアの人口爆発、南ロシアにおけるアルメニア人迫害、東欧、ロシアにおけるポグロム（ユダヤ人虐殺）などは大量の移民をアメリカに送り込み、アメリカを地理的移動は自由であるが人種的混交は困難な、モザイク国家あるいはカースト国家にすると同時に、医学の側面においては、十九世紀前半のクェーカー医師ベンジャミン・ラッシュを代表とする（前近代的）一元論的アメリカ医学を、世紀後半においては、各種各様の、教育技術程度の区々な医師の氾濫に代え、医師の信用は急速に低下した。

　ここにおいてアメリカ医師会は自己規制によって医師の社会的地位を向上すべく、低級医師の整理と速成医学校の廃止を敢行し、わが国が「ドイツ医学を範とする」医学近代化路線を規定したのにやや遅れて「基礎医学をドイツに、臨床医学をイギリスに」範を求めるテーゼのもとにモデル医科大学としてジョンズ・ホプキンズ大学をボルティモアに建設した。スイス出身のアドルフ・マイアーはツヴィングリ派の牧師に「思弁に流れず実践を重んじよ」と励まされヨーロッパ各地の大学、特にスコットランド（グラスゴー）に学び、精神病院付きの病理解剖学者から転じて臨床精神科医となった医師であったが、招かれて初代精神医学教授となる。合衆国の精神医学は、マイアーの近代一元論的な精神生物学を出発点とし、欧米留学の医師を第一世代、マイアーらに学んだ医師を第二世代として一九二〇年代において力動精神医学を中心に次第にアメリカ的精神医学としての自覚を明確にしていく。サリヴァンもそのなかの一人に数えてよいであろう。精神病院における精神分裂病の精神療法の試みは彼に始まるといってよい。

14　大学中心の西欧公式精神医学

十九世紀後半を通じて精神医学は大学のものとなり、内科系医学をモデルとして急速に体系化する。フランス医学に始まりドイツに継承された精密な症状記載は成功し、ほぼ一九三〇年までにほとんどすべての精神症状が記載された。科学による武装によって先進諸国を追い越そうとしたドイツ医学を中心とする精神病の生理学・生化学的研究は、成功したとはいえないが精力的に行なわれた。また近代的大学の普及とともにほかのヨーロッパ諸国もその大学精神医学を建設しはじめた。北欧諸国およびスコットランド、モスクワはドイツの、イタリアはドイツ語圏の影響が強く、スペイン、ポルトガル、南アメリカ諸国、トルコ、ルーマニア、ペテルスブルク（レニングラート）はフランス医学の影響を受ける。

しかし、診断学と治療学との懸隔は大きかった。moral treatment は意味が拡散した。十九世紀における精神病院は、すでにそれ以前に行なわれた方法を継承してさまざまの試みを行なったけれども、一、二の例外を除いて思いつきの程度を出なかった。われわれはそれらを持続的（〝ハト派〟的）療法と衝撃的（〝タカ派〟的）療法とに二大別することができるであろう。このいずれを選好するかは、今日においても大学、あるいは精神病院の医師を二大別している。すでに十八、九世紀において、患者をその妄想のままに王者に仕立て、看護者たちが（たとえば）その臣下を演ずるという心理劇の萌芽が行なわれたと同時に、耳もとで大砲を放ち、水中にいきなり投入し、急速に回転する椅子に乗せ高圧静電気に触れさせていた。近代的治療の〃タカ派〃はロボトミーと電撃療法にきわまるであろう。これらの開発が前者はサラザール治下のポルトガル、後者はムッソリーニ治下のイタリアという古典的およびファシズム的独裁時代に行なわれたのは時代と無関係ではあるまい。しかし、それらが発展したのは連合国側であったのは歴史の皮肉である。「夜と霧」の国においては、かかる厄介な方法を要しなかったのであろうか。

十九世紀は細菌学的医学の時代ともいわれる。今日のわれわれは黄熱病に劫掠されて無人と化したフィラデルフィアを、コレラの大流行するハンブルクをほとんど想像できないであろう。これは十九世紀における欧米の世界分割のいわば反対給付であった。十九世紀のヨーロッパの気候が前世紀に比し寒冷であり、そこに過密都市が次々に出現したこともいわねばならない。それはしたがって、コッホ、パストゥール、フレクスナーらの世紀でもあった。「すべての疾患はその病原菌をもつ」というこの医学のテーゼを究極まで追究し進行性麻痺が梅毒であることを証明したのは野口英世であるが、野口の死とともに細菌学的医学は終末を告げる。相前後して、熱性疾患によって進行性麻痺が治癒するという十九世紀の経験を踏まえてヴァーグナー・フォン・ヤウレックがマラリア療法を長年月の実験ののちに開発した。進行性麻痺は精神医学における範例的疾患とされたが、その後続はなかった。

表 1　“正統”精神医学と“力動”精神医学

	“正統”精神医学*	“力動”精神医学
出　自	平野の文化 啓蒙主義者	森の文化 ロマン主義者
担い手	大学，精神病院の精神科医 （多少とも閉鎖的・専門家意識）	神経学，内科学など他分科出身者，開業医，心理療法家，施術者のオフィスで （多少とも個性的，アマチュアリズム）
医学としての引照基準と傾向	距離ある観察 個別症状と統計学的結論を重視 症状重視（記述） 形式面重視 精神病に範例を求める（多少とも多元的原因論，あるいは原因論への禁欲） 悲観論的 厳密性重視 成人の常識的正常性よりの離隔を問題 静的分類（診断）的体系に傾く	関与的観察，または治療をとおしての知識，症例を重視 生活史重視 内容面重視（解釈） 無意識的動因重視 神経症に範例を求める（一元論的原因論に傾く） 楽観論的 仮設的推論重視 幼小児，正常者の潜在的・病的な面に注目 動的構造に傾き，展開（治療）面を重視
治療文化としての性格	体制的，精神鑑定に巧み 一般教授法による伝達 症状の除去，労働能力回復，常識性への復帰をめざす 医学の一分科としての精神科の医師という自己規定 治療環境の整備を重視 身体療法・環境療法を重視 対象：どちらかといえば民衆	党派的，精神鑑定になじまない 個人的実施指導による伝承 人格の歪みや発達の未熟さの克服をめざす 治療者のあり方を自らに問う 治療の場の構造を重視 可及的に心理療法を重視 対象：どちらかといえば何らかの意味で卓越した層（権力，富，知力，その他において）

＊ 別称――伝統的，講壇的，古典的（心もち狭い範囲を指すとき），常識的（イギリス，スコットランドのいい方），記述的，現実的（社会主義圏のいい方）な精神医学．

“力動”精神医学の成立

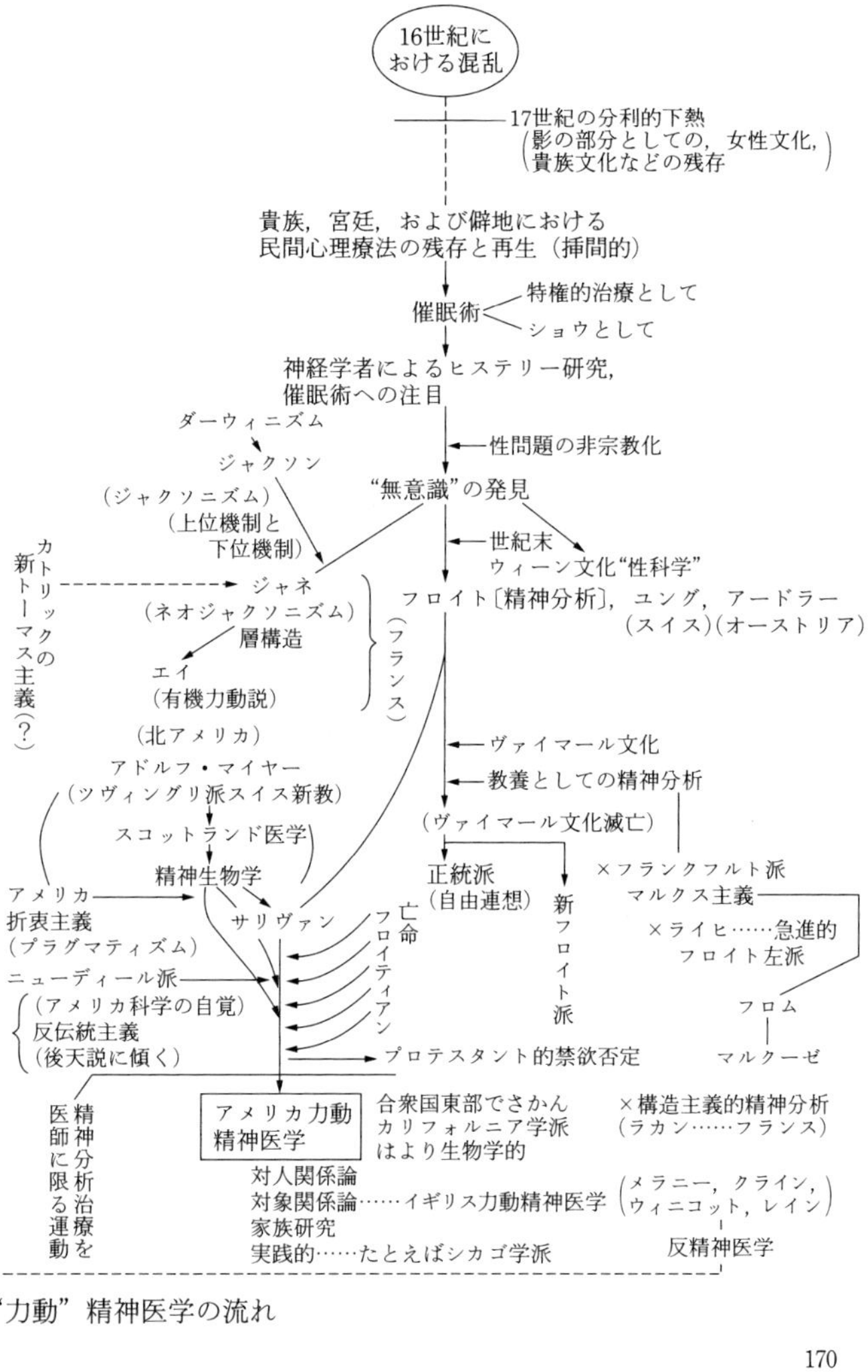
16世紀における混乱
17世紀の分利的下熱
(影の部分としての，女性文化，貴族文化などの残存)
貴族，宮廷，および僻地における
民間心理療法の残存と再生（挿間的）
催眠術
特権的治療として
ショウとして
神経学者によるヒステリー研究，
催眠術への注目
ダーウィニズム
ジャクソン
(ジャクソニズム)
(上位機制と
下位機制)
性問題の非宗教化
“無意識”の発見
世紀末
ウィーン文化“性科学”
新トーマス主義(?)
カトリックの
ジャネ
(ネオジャクソニズム)
層構造
エイ
(有機力動説)
(フランス)
フロイト〔精神分析〕，ユング，アードラー
(スイス)(オーストリア)
(北アメリカ)
アドルフ・マイヤー
(ツヴィングリ派スイス新教)
スコットランド医学
精神生物学
アメリカ
折衷主義
(プラグマティズム)
ニューディール派
(アメリカ科学の自覚)
反伝統主義
(後天説に傾く)
サリヴァン
亡命
フロイティアン
ヴァイマール文化
教養としての精神分析
(ヴァイマール文化滅亡)
正統派
(自由連想)
新フロイト派
×フランクフルト派
マルクス主義
×ライヒ……急進的
フロイト左派
フロム
マルクーゼ
プロテスタント的禁欲否定
精神分析治療を医師に限る運動
アメリカ力動
精神医学
合衆国東部でさかん
カリフォルニア学派
はより生物学的
×構造主義的精神分析
(ラカン……フランス)
対人関係論
対象関係論……イギリス力動精神医学
(メラニー，クライン，
ウィニコット，レイン)
家族研究
実践的……たとえばシカゴ学派
反精神医学

“力動”精神医学の流れ

“正統”精神医学の成立

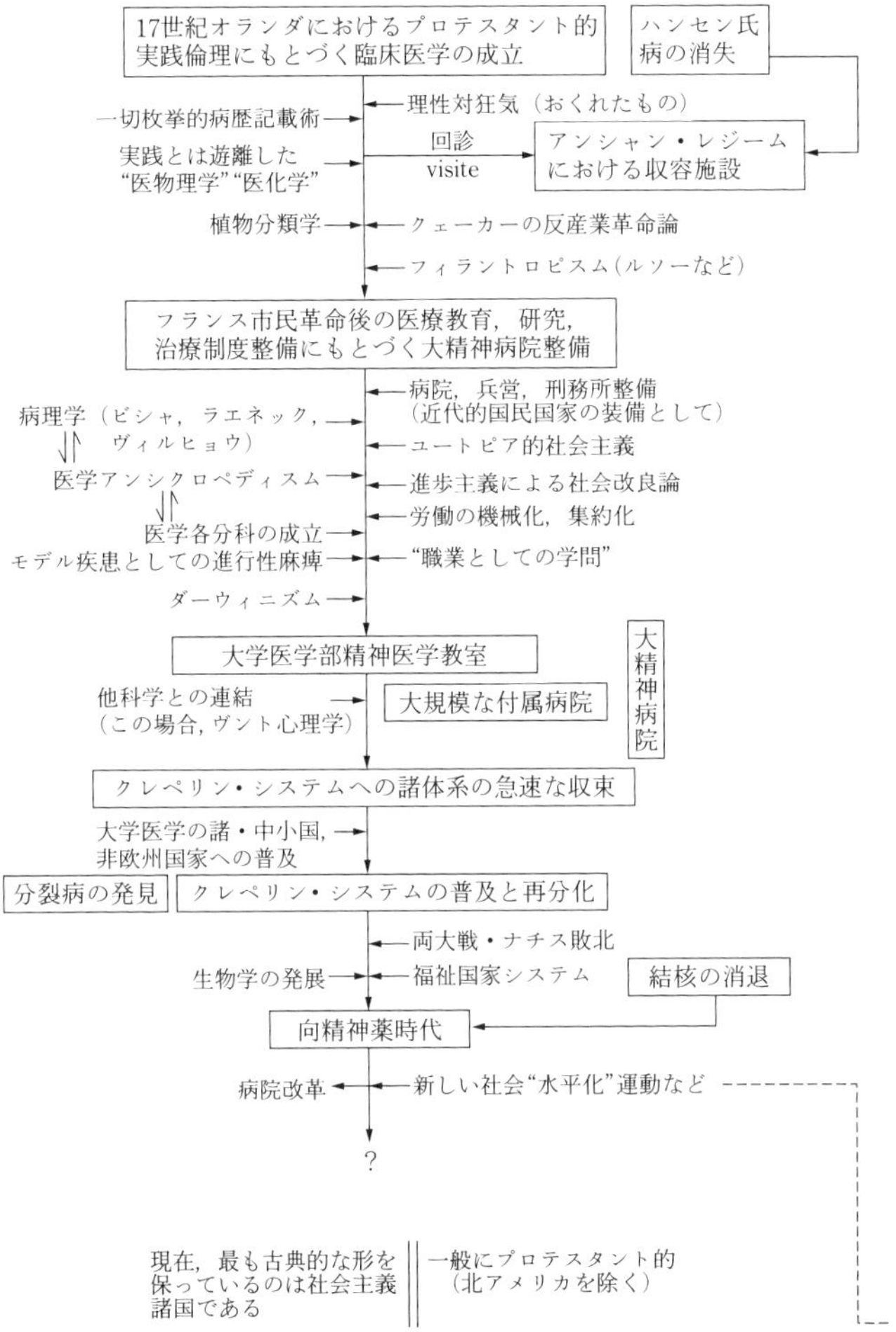
17世紀オランダにおけるプロテスタント的
実践倫理にもとづく臨床医学の成立
ハンセン氏
病の消失
理性対狂気（おくれたもの）
一切枚挙的病歴記載術
実践とは遊離した
“医物理学”“医化学”
回診
visite
アンシャン・レジーム
における収容施設
植物分類学
クェーカーの反産業革命論
フィラントロピスム（ルソーなど）
フランス市民革命後の医療教育，研究，
治療制度整備にもとづく大精神病院整備
病院，兵営，刑務所整備
（近代的国民国家の装備として）
病理学（ビシャ，ラエネック，
ヴィルヒョウ）
ユートピア的社会主義
医学アンシクロペディスム
進歩主義による社会改良論
労働の機械化，集約化
医学各分科の成立
モデル疾患としての進行性麻痺
“職業としての学問”
ダーウィニズム
大学医学部精神医学教室
大精神病院
他科学との連結
（この場合，ヴント心理学）
大規模な付属病院
クレペリン・システムへの諸体系の急速な収束
大学医学の諸・中小国，
非欧州国家への普及
分裂病の発見
クレペリン・システムの普及と再分化
両大戦・ナチス敗北
生物学の発展
福祉国家システム
結核の消退
向精神薬時代
病院改革
新しい社会“水平化”運動など
?
現在，最も古典的な形を
保っているのは社会主義
諸国である
一般にプロテスタント的
（北アメリカを除く）

図 2　“正統”精神医学と

すべての精神科医が承認するであろうごとく、精神医学はほかのいかなる科学技術とも異なり、統一されてはいない（より底流においては、医学一般に一元論〔全体論、体液病理〕と局所論〔器官・組織病理、細胞病理〕との対立が存在するであろうが）。これをかりに〝正統的〟精神医学と〝力動的〟精神医学と名づければ、その対照は表1に示すごときものといえよう。

15　力動精神医学とその反響

ヨーロッパにおける力動精神医学の淵源はこれを十七世紀において古く暗く蒙昧だとして否定されたものに求めなければならない。

われわれは奇妙な一致に気づく。それは、力動精神科医の出身地が森と平野の接点、あるいは森のなかであるという点で、これは、正統精神科医とカルヴィニズムとの関係ほども顕著である。フロイトにしてもボヘミアの森に生まれ、アードラーもオーストリアとハンガリーの国境の小村の出身である。ウィーン自体がその名を冠する森の麓にある。ユングも山と森の国スイスの、ライン河がまさに平野に出ようとする辺りの出身である。さらに溯れば、事態はさらに著しい。メスメルはボーデン湖畔に生まれ死に、ガスナーも南ドイツの山地が活動場面である。メスメルと並ぶ催眠術の創始者ピュイゼギュール侯に至ってはアルデンヌの森の小村の領主であり、木に磁気（催眠）をかけて、その木に触れるものを治療することから始めている。これは、キリスト教以前の古い樹木崇拝に溯る長い伝統で、その名残りはフロベールの『ブーヴァールとペキュシュ』にもみられる。催眠術のナンシー学派の拠るナンシーは山に囲まれた国ロレーヌの首都。ロレーヌは魔女狩りのもっとも激しかった国の一つである。私が、十七世紀以来の啓蒙主義によって暗く蒙昧だとして否定されたものの、一七五〇年以後における復活に、力動精神医学の誕生を見ようとするのは、エランベルジェの浩瀚な力動精神医学史の邦訳にあたって、登場人物の出身地、活動地を地図上に求めたことに端を発している。それは意外に狭く、ロレーヌから南ドイツの森林地帯、スイス、ボヘミアの森林地帯、ウィーン、少し離れてアルデンヌの森を結ぶ線の内におおよそ入る（章末の付図参照）。

ただ地理的なものだけが示唆するだけではない。しばらく歴史を少し後戻りして見れば、特にカトリック圏における医師の技量と地位は極度に低下し、カトリック教会はヒポクラテースを絶対なものと仮に見なすことを医師に指示した。これは危機に際してカトリック教会のしばしば採る態度である。これは大革命までのフランスを含めカトリック圏における医学一般の停滞を生んだ。しかし、このきわめて方法的な態度の正否より、危機の深さをみるべきである。

バロック文化は、パラケルススとファン・ヘルモントという卓越した医師をその辺境において生んだ。彼らはガレノスへの追随に反対して錬金術を学びつつ、アラビア医学の模倣より脱却した。彼らの医療はきわめて実践的であり、彼らの医学はきわめてsyntagmatic（統合主義的）であった。まさにこの両者の緊張こそバロックの本質の一部である、と人はいうかもしれない。しかしあるいはそれゆえに、彼らは孤立した存在であった。彼らを容れる基盤は、崩壊しつつあるルネサンス宮廷にも、胚胎しつつある国民国家にもなかった。ファン・ヘルモントは近代化学の先駆者の一人でもあるが、カトリック教会に回帰した。パラケルススは流浪のうちに窮死した（彼は時にわが徳本上人《とくごう》をほうふつとさせる）。彼らは後世に知己を待つべき存在であった。彼らの医学はバロックより長らえなかったとしても、その精神疾患を含む疾病の具体的記述は、シドナムにおける疾病単位の発見と一切枚挙的病歴の開発につながるであろう。逆に具体的でありつつ全体的であろうとする医師は時代をこえて彼らにしばしば霊感を求めるであろう、たとえばユングのごとく。

しかし一切枚挙的記録は、また対抗宗教改革の申し子であるイエズス会のものでもあった。彼らは実践においてはしばしば端的に paradigmatic（範例主義的）であった。彼らの記録は、オランダあるいはイギリス東インド会社の報告書と並んで、しばしばこの時代の非ヨーロッパ世界の最も正確な一次資料である。彼らの祓魔術《エクソルシスム》は、ようやくその記録に接することができる今日なお評価を控えるが、その記載は同時代の開明的なカルヴィニスト医師よりも正確かつ即物的であった。paradigmatic な実践者としての彼らは、魔女狩りよりも祓魔術になじむ存在であり、われわれは同時代人の信仰を一身に集めたイエズス会祓魔師の名をあげることができる。

ニュートンが近代物理学、微分積分学の祖であると同時に優れた望遠鏡製作者という職人であり（彼の誇りはこれであった）、錬金術師、聖書の解釈者、そしてスウィフトに非難されたが悪貨鋳造によって経済問題を解決しようとした造幣局長官であったように、今日「科学革命」と称されるものを担った人たちは多くの顔をもっていた。バロック都市ウィーンに育った動物磁気術の創始者メスメルの卒業論文は占星術に関するものであった。

問題は、おそらくニュートンらの科学者が大学という僧院（大学教授は僧職者であり、独身を旨とされていた）に存在の場をもちえたのに対して、実践者である医師は、バロックという転形期においてこれに対応する安定した場をもちえなかったことであろう。祓魔師だけはイエズス会に場をもちえたが、それでも、たえず異端と見なされないために慎重でなければならなかった。ようやくメスメルに至って、ということは十八世紀の後半、フランス革命前夜ということだが、ロココという時代に場をもちえたのだと思われる。彼の対象となった患者たちは、すべての婦人がチチスベオ（公認の愛人）をもったロココ時代を代表する貴婦人であった。彼の動物磁気――アニマ（心的）磁気のほうが正しいと思うが――の理論は彼を啓蒙時代の先端をゆくものと自認させたが、半ばはニュートン（あるいはギルバート）をモデルとしたものであり、半ばはバロック的なsyntagmatismであった。パラケルススやファン・ヘルモントがとうに知っていたことを彼が唱道しているという同時代の批判は、この意味で正しい。もっとも、フランスでは大革命まで、ドイツではさらに遅れてロマン主義医学時代の終焉まで、このような擬似科学理論は、一般に精神科医（という専門医は存在せず、その分野を〝専攻〟する内科医であるが）の〝上部構造〟であった。

ピュイゼギュール侯の動物磁気術は、彼自身メスメルの忠実な弟子と称しているにもかかわらず、より古い層から出てきたように思われる。それは北フランスの森の民俗伝承の世界が、啓蒙された貴族の手で再編されたことであった。この点との関連において、ほとんど同じ手法を用いながら、メスメルが患者にクリーズ（分利発作）を、ピュイゼギュールが夢遊状態を起こさせた相違は、さらに考察の必要がある。

メスメル、ピュイゼギュールもフランス大革命の波にのみ込まれ、いったん彼らの磁気術（催眠術）は忘れられる。しかし死滅したのではない。そして二人が、筆者にいわせればすでに述べたごとく開明的カルヴィニズム主導の精神医療によって否定されたものから出てきたとはいえ、科学にも同じ暗い出自部分があることを指摘しよう。メイスン[18]は、科学は学問の伝統と職人の伝統とが結合するところに成立したと述べている。カルヴィニズムの倫理をかりに職人の伝統の継承者とみれば（それは「貨幣経済下における職人の伝統」だろうが）、学問の伝統はルネサンスの syntagmatism に出で、その魔術的部分は神に挑戦し神をも動かすという意味あいをもっていた。科学技術は中世、白い魔術といわれた。「ニュートンは最後の魔術師でもある」（ケインズ）。

しかし、医学、特に精神医学においては学問と職人の両伝統の結合は困難であった。心身二元論が言葉の発生以来、あるいは意識の発生の時代にさかのぼるか否かは思弁にゆずるとすれば、その明確な出現は奴隷制と密接な関係があるだろう。ある挿話を思い出す。アメリカ黒人の奴隷が大雨にあって帽子を身体でおおった。人がいぶかると、彼は答えたという、「身体はご主人様のものだが、帽子は俺のものだからね」。これは二千年前、確実に奴隷出身であるエピクーロスの哲学に類比的である。以来、心身二元論はヨーロッパ哲学に亡霊のごとくつきまとった。脳の、思考との密接な関係はすでに古典古代に知られていたが、近代にあってもなお精液あるいは鼻汁の分泌物の地位に甘んじることがしばしばであり、脳室が脳実質より重視された。デカルトの「松果腺が両者の接点」という単純なテーゼ以来、両者の関係は明らかになるどころか、研究の進展ごとにますます一筋縄ではいかなくなった。かりに〝脳〟と〝精神〟を二つのものとすれば両者を隔てる深淵はいっこうに狭まらなかった。

「古代の都市《ポリス》、中世の都市または同職組合《ギルド》、土地貴族の封建的同盟は、一次的な経済的目的のほかにそれをおおいかくすために、いずれも副次的なイデオロギー的目的を持ちこの目的の神聖さを敬っていた。……ただ資本主義社会だけが——徹底的に正気で、積極的ではあるが、低級な社会である」(邦訳『マルクス・エンゲルス選集』第十七巻)。エンゲルスは、このあと「未来の共同社会は、資本主義社会の正気さを古代社会にあった福祉に対する配慮と結合し、それによってその目的を達成するであろう」と〝科学的〟社会主義社会を十九世紀末において予想したが、さしあたり、十九世紀は医学の〝副次的イデオロギー的目的〟が危機に瀕した社会であり、後進国ドイツの、科学で歯まで武装した、医学の領域における、ヴァレリーのいわゆる「方法的制覇」と結合して、科学的医学のイデオロギーを採用することが喫緊の要とされ、医学の大部分の分科においてこの幻想的側面をも公衆——〝正気〟な資本主義社会の公衆——に受容せしめることに、ほぼ成功した。

しかし、精神医学においてはそのような成功は、あったとしてもわずかであった。フォルメルツの時代に三月革命を指向したグリージンガーの精神病院改革から精神療法に至る側面は無視され、彼の精神医学の一部が「脳神話」として嘲笑されるに至った。オーストリアのマイナートによる精神医学の内科学化の試みも挫折した。少なくとも後継者を得なかった。西欧精神医学は、イデオロギーとしての科学に代わる何ものかを求めて以後長く彷徨することとなり、十八世紀後半においてかつて治療の主導権をめぐって暗闘した当の対象である哲学に、再び接近した。そもそも精神医学的現象への関心はつねに十九世紀哲学に底流していた。フランスのラヴェッソン、メーヌ＝ドゥ＝ビラン、ベルグソンは申すにおよばず、カントの「人間学」はかなり端的なその表現である。無意識はライプニッツによって公式に〝発見〟されたのであり、ショーペンハウアーやニーチェはほとんど無意識による人間心性の支配に通じた心理家であった。後二者のフロイトに対する影響は、エランベルジェの示唆し指摘するとおりであろう。

オーストリアにおけるユダヤ人医師第一世代としてはじめ神経学者を指向したフロイトは、しかし、はやくブリュッケの下での発生学研究をもって医学研究をはじめており、その延長としてダーウィンの進化論に深く浸透されていた。彼は、神経学者シャルコーやブロイアー、フリースと、個人的危機（父の死という危機でもあるが、父となる危機でもあり、フロイトは一八九〇年代初期においてほとんど同時交錯的にそれを経験する）の時期に邂逅し、ほとんど科学的な心的装置のモデルを構想する。しかし、フロイトの業績の核心は、彼自身の体験と治療体験であった。さりとて彼はモデルをもって思考することを放棄しなかった。〔無意識／前意識／意識〕なる初期のモデルは〔エス／自我／超自我〕なる中期のモデルとなり、〔エロス／タナトス〕なる後期のモデルとなる。

実は、彼のつくり上げたモデル間の相互関係は、彼の著作によるかぎり明らかとはとうてい言いがたい。ナルシシズム概念一つを取り上げても相互に矛盾した記述が同時的にすら存在し、フロイト自身それを意識していなかったことは、M・バリント[19]の論証するとおりであろう。防衛機制の臨床的観察による記述は、彼の夢研究（十九世紀には夢への熱烈な関心と厖大な夢研究が持続的に存在した）、あるいは失策行為の研究と表裏一体であるが、この研究の治療的活用は一部の患者を除いては必ずしもきわめて説得力のあるものとならなかった。おそらく治療者としてのフロイトは、十九世紀末において断然催眠術を採らなかった敢為によって、後世最も特筆されるべきものとなるかもしれない。

十九世紀にわたって全盛をきわめた催眠術は、磁気術の後継者であるが、患者と治療上の取り引きをせず、まったく権威的に臨んだ。これが当時シャルコー、ジャネ、ベルネームらによって大学精神医学に迎えられつつあった。まさにこの時にあたって、西欧貴族階級あるいは古典的市民階級の濃密に存在したウィーンのユダヤ人一開業医によって揚棄されたことはきわめて注目すべき事実である。フロイトの臨床的炯眼もさることながら、上記階層によって構成された世紀末ウィーン、トゥールミンらのいう「ヴィトゲンシュタインのウィーン」[20]の終末を予告するものかもしれなかった。転移についていえば、神経症を転移神経症に変換して治療することは、完全修復を理想としつつ現実には疾患をより無害な別の疾患に変換することを「治療」とする太古以来の医学、精神医学においてはおそらくシャーマニズムの成立以来の、治療手法である。狭い文脈においては十八世紀末における、医師患者間の関係の絆がもつ治療力発見の延長上にある。

しかし、フロイトの影響はなお今日も測深しがたい。一九三九年の彼の死に際してイギリスのある詩人は「フロイトよ、おんみはわれわれの世紀そのものであった」と謳ったが、それすらなお狭きに失するかもしれない。本稿においてはフロイトを全面的にとりあげていないが、それは、私見によれば、フロイトはいまだ歴史に属していないからであり(21)、精神医学背景史とはなかんずく時間的背景を含意するからである。

フロイトは本質的に十九世紀人であると考える。二十世紀は、文学史におけると同じく第一次大戦後とともに始まると考えるからである。フロイトはマルクスやダーウィンなどと同じく、十九世紀において、具体的かつ全体的であろうとする壮大なプログラムのもとに数多くの矛盾を含む体系的業績を二十世紀に遺贈した〝タイタン族〟の一人であると思う。彼らは巧みに無限の思索に誘いこむ強力なパン種を二十世紀のなかに仕込んでおいた連中であった。このパン種の発酵作用とその波及は今日もなお決して終末すら見透かせないのが現実である(22)。二十世紀思想史の重要な一面は、これらの、あらわに矛盾を含みつつ不死身であるタイタン族との、しばしば鋭利ながら細身にすぎる剣をもってする二十世紀知性との格闘であったといえなくもない(23)。たとえばサルトルの全著作を時を追って展望すること。

なるほど十九世紀はエンゲルスのいうごとく、低級だが正気の社会であったかもしれない。しかし、さらに目を近づけてみれば、単純にそう律し去ることはできないだろう。

16　二十世紀における変化

看護が世俗の職業として確立した世紀でもある。

そもそも看護は医学に比してきわめて安定した基礎の上に立つものである。医学が真に治療できる疾患は今日もなお多いとはいえない。しかし、過去も現在も、いかに重病者、垂死の人といえども、原理的に看護しえない病者はいない。このことは医者のみならず看護者によっても十分注目を受けなかった事実である。この安定性は、むろん苦悩を伴わないものではなかった。それゆえにこそ、キリスト教が病者に接することに宗教的行為としての積極的価値を認めるまで、西欧において看護の概念も行為も成立しえなかったのであろう。また多くの看護者はおそらく倫理的動機によってその職を選ぶ。これは医師の多くがその時代によって人文主義者の必須教養として医学を学んだり、科学者（ひょっとすると哲学者あるいは思想家）たらんとして医師の道を選んだのと対照的であった。階級上昇をめざしたり、権威的地位を求めての職業選択も医師のものであった（今日のイギリスの精神科看護者の大多数がクェーカー教徒であることをここでも想起されたい）。テューク家の moral treatment が、精神病院改革をめざした医師とは対照的に、個人の生涯を越えて持続的たりえたことは、彼らの敵為が本質的に看護に属したからであり、十九世紀中葉のコノリーの〝非拘束〟も、短命に終わったとはいえ、看護という原理的に安定した基盤に立ってのことであった。今日なお医師すら踏み込むをためらうフランスの不潔病棟に立ち入るのは、誰よりもまずカトリックの看護尼である。

しかし十九世紀は、看護に大きな変質を与えた。

フローレンス・ナイティンゲールの努力は看護を専門職として社会に承認させることに成功した。それを可能にした社会的背景はすでに論ずるまでもないが、近代における非特権階級出身のイギリス女性の卓越した看護・養育・家庭教師能力を見落とすことはできない。事実、十八世紀から二十世紀中葉まで大陸、特にフランス貴族・富裕市民階級は、彼女らを子女のために雇用し、パリにおける特権階級のための私立女学校はイギリス女性を招き、彼女らの方式によって運営された。

それにもかかわらず、ナポレオン時代の〝イデオローグ〟主導の改革にはじまる医療体制の整備が、十九世紀後半に至って大学あるいは大学に affiliate された研究中心の都市病院を頂点とするピラミッド型の構成を生みつつあるのと並行して、看護は医師中心の医療に組み込まれ、医療補助者として位置づけられるに至った。これは独立した看護者としての精神的負荷を大きく軽減したであろう。同時に看護者は次第に管理者となった。しかも医師を補完するものとして、医師主導の医療の軌道に患者を従順にのせるべき役割を担うこととなった。ここで nursing の両義性が露呈されてくる。それは看護することであると同時に、nursery rhymes が子守り歌であるごとく、患者を子供扱いする傾向であった。ナースは潜在的母性であり、同時に第二の性として社会的にきわめて制限された存在であった。特に精神医療においてナースからすぐれた治療者シュヴィングが生まれえたが、それと同時に、サリヴァンが糾弾した擬似合理的な圧制的看護体制も多く生じた。

十九世紀に多数設立された精神病院の多くは、工業都市の害を遠く離れるという〝大義〟のもとに人里離れた森や原野につくられた。それは事実上、小都市であり、そこで分別収容に当たったのが医師であり、管理が看護者の手によって行なわれた。十九世紀の中葉、公衆のための動物園が各地に建設されるとともに、〝人間園〟としての精神病院を日曜日に公衆が訪れることはなくなった。しかし何事も良き面ばかりではない。精神医療は公衆の目からほとんど完全に遮蔽されることとなり、見物の公衆に患者が訴えて結局、解放させられるという、公衆が愛した挿話的事件は不可能となった。

十九世紀における労働の質が変化したことはこの閉鎖性を不動のものとした。十八世紀以前における〝施設〟が、その管理の雑駁さがいかなるものであれ、いな、その雑駁さにもかかわらず、収益をあげていたこととは打って変わり、十九世紀において精神病院は収益をあげなくなった。それはマニュファクチュアから二十世紀のテーラー・システムにきわまる単純・非熟練・機械労働への変化であった。そして後者こそ、精神病者がなしがたいところのものである。しかも西欧には、隊商とオアシスの世界、奇想と投機の世界であるイスラム世界が持ちえたところの休息と幻想の文化を持ち合わせなかった。中世いらい西欧人は働きつづけてきたが、今や彼らは、最も非衛生的な都市において、休息なき、最も低級な労働に従事しなければならなくなった。マルクスは彼らを労働から疎外された人間と規定したが、彼らは休息からも疎外されたのであり、精神病院の内部においては労働からも休息からも、しかも二重に疎外された。単純化した表現だが、社会からの疎外はほぼ完全となった。すぐれた医師は精神病院を避けるようになった。精神病院勤務医は昇進・栄転の道を閉ざされた。彼らの個人的ニヒリズムは治療的ニヒリズムと重ね合わされた。サルペトリエールもベドラムも荒廃した。患者の行動と幻想は減少し、はるかに常同的な〝症状〟が観察され、同じく本質的には常同的-反復的な〝妄想〟が語られるようになった。多くの症状が精密に記載された。O・ブムケ編の浩瀚な〝Handbuch der Geisteskrankheiten〟の精神分裂病の巻（一九三二年）をもってこの記載は完成し、以後、事実上新しい症状の発見はなくなった。

17 西欧〝大国〟の精神医学

この時期に精神医学が医学の分科として成立したことは少なくとも幸福な事態ではなかった。ダーウィニズムの影響下に十九世紀は一般に病者、貧者に苛酷であった(24)。

歴史の皮肉は十八世紀がついになしえなかった症状分類を十九世紀の精神科医が着実に進展させたことであった。むろん十九世紀の医学は新しい二つの装備を加えていた。病理解剖学と統計学である。しかし、精神医学の主要な疾患についてはこの二つの装備の助けなしで分類がなしとげられた。その反面、たとえばフランス革命期のパリ精神病院群の退院率の高さは、十九世紀の想像を越えていた。十九世紀には精神病院の外来は存在しなかったから、自然寛解者以外に退院はなかった。

古典ドイツ精神医学を担った人たちの多くは、ウェーバーのいう職務忠実な教授であり、職業としての学問に必要な「目かくし革」を持ち合わせていた。彼らはヴァイマル時代においても、カイザー・ヴィルヘルム時代のドイツ教授のスタイルを保ちつづけ、この「目かくし革」の乏しかった人は、しばしば嘲笑された。

この背景には、中世以来のドイツ大学の自治権があった。三十年戦争以来、小国の分立するドイツにおいて、大学の自治権は高く、学生は小国国境を越えて大学を転々とすることができた。事実、ドイツ帝国の統一までドイツの大学は学生の裁判権を有し、牢獄を備えていた(のちの帝国統一者ビスマルクがベルリン大学に転校したとき、まずせねばならなかったことは決闘罪の残りの刑期を大学の牢獄で送ることであった)。教授になるのは長年の労苦と貧困に耐えた者のそのまた一部にすぎなかったが、教授の権力は絶大であった。ヴァイマル共和国は、ドイツ陸軍とともに大学にも手を触れることができなかった――いずれも反ヴァイマル的であったけれども。

しかし、十九世紀末から二十世紀初頭においてドイツの大学には次第にある種の変化が起こりつつあった。一八七一年のドイツ統一、八〇年代における植民地獲得は、ドイツ科学にも普遍性を要求することとなった。すでに、ガウス、ヒルベルト、カントールによってドイツ数学はその乏しき時代にも普遍的承認を経ていたが、哲学もついにイギリス・ヘーゲリアンをケンブリッジ大学に生み、クローチェをイタリアに生むに至った。ハンブルクの熱帯医学研究所もその学問領域の中心地となった。

この意味ではドイツ精神医学が今日まで全ヨーロッパ的承認を得るに至っていないことはむしろ例外中の例外であって、精神医学がいかに社会的規定性の強固なものであるかの傍証となろうか。一九三二年を絶頂とする半世紀余、ナチズムによる事実上の解体（三八年）まで、ドイツ精神医学は、治療よりも、正確な精神鑑定を中心に進展した。それはK・シュナイダーによれば、国家権力に対する抵抗、少なくとも歯止めであったが、一方では、ヤスパースのごとき独特な存在を生むに至った。

ヤスパースはオランダに近いフリースラント地方の出身であり、この地方はオランダと同じく、「中世において封建領主に支配されなかった自由の民」であることを誇り、彼の父は「ドイツ国民であってオランダ国民でないこと」を自ら遺憾としていた。ウェーバーや義兄マイヤーの影響をはやく受けた彼は、医学の道を選ぶが、〝持病〟の気管支拡張症を理由に主治医となることを免除されるという条件でハイデルベルク大学精神科に入りえたのは、いかに彼が俊秀といえども、ドイツ精神医学の鑑定中心的性格なしでは考えにくいであろう。そして彼は六年後に精神医学を去って哲学に転じる。彼の哲学はより鮮明にウェーバー的禁欲の倫理に近い。しかしそれは後年のことで、医学時代の六年間に彼は、一九一〇年のベルリン精神分析研究所建設によってにわかに社会の表面に出現したフロイトとその一派を尖鋭に意識しつつ、ドイツ西南学派の理論に依拠して、精神医学における思弁的禁欲の鉄のタガをはめえたのであった（『精神病理学総論』初版、一九一三年）。その効果は衝撃的であった。フロイト派がヨーロッパにおいて在野にとどまる契機となったことはもちろんだが、また、たとえば『敏感関係妄想』をもってきらびやかな出発をしたクレッチュマーへの精神的衝撃は大きく、彼は自室に閉じこもり弟子に椅子すら与えず、「計測、計測」と叫ぶ存在に転化した。一般にドイツ精神科医は、彼らの「超自我」ヤスパースのまなざしを意識せずに仕事を進めることが困難となった。当人が哲学に去った後もながくその影響は残存した。彼は二十世紀前半のドイツ精神医学のイデオローグとしての機能を十分、あるいは十二分に果たし、ヴァイマル時代を通じて、ドイツ古典精神医学、特にハイデルベルク学派の地位を揺るぎないものとした。しかし、大学と交流の乏しいドイツ精神病院において、依然古風な診断が通用していたのも、また事実である。

フランスは、ドイツと大きく違って、大学が文化の中心であったことは、少なくとも十八世紀以降第二次大戦後まで、なかった。文化の中心は貴婦人を中心とするサロンだった。サロンは降霊会や催眠術の実演をも行ない、高名な精神科医を招いた。それはしばしば、特に十九世紀において、暗く古い層から出自した力動精神医学と〝正統〟精神医学の接点だった。このことを踏まえなくては、たとえばジャネが、一方において古典経済学そのままの心的エネルギー論にもとづく精神衰弱論を定式化しつつ、他方で霊媒への関心にはじまり、ほとんど祓魔術に近い烈しさをもった催眠治療をなぜ実践したかが理解しにくいだろう。サロンは、文学者、科学者から霊媒までを一堂に会せしめる場であり、フランス市民社会文化の集約であると同時に、おそらく、中世のフランス貴婦人によるカウンセリング〝恋愛評定〟の遠い末裔であったろう。コレージュ・ドゥ・フランスの教授であることも、アカデミー・フランセーズの会員となるための激烈な争いも、この文化の中心広場への資格を得るという面があった。逆に、大学の講義には、学生以外にほとんどつねにサロンのメンバーやメンバーたらんとする〝スノッブ〟が出席した。

このことも手伝って、ドイツとは逆に、フランスの大学においては師弟関係の系譜が書きえない。〝弟子〟はシャルコーとババンスキとの有名な関係を俟つまでもなく、師の死後は祖述者よりも〝反逆者〟となることが多かった（弟子というより、したがって取り巻きというほうが当たっている）。〝師〟も原理的には万人に公開している講義にもっぱら力点をおき、臨床指導をすることは、あっても例外であった。シャルコーは、自分の〝有名患者〟のいる病棟にほとんど足を踏み入れていない。

十九世紀イギリスにおいては、精神医学におけるめざましい進展はなかったといっても過言ではない。十九世紀イギリスの大学における一種のアマテュアリズムのごときものは精神医学と必ずしもなじむものではない。オックスフォード大学医学部に精神科講座が設置されたのは一九六〇年代も末になってからであると聞いて耳を疑う人もあるかもしれない。一般にイギリスにおける医師養成は病院中心であり、徒弟制度によって医師となる途が二十世紀まで残っていた（たとえばペニシリンの発見者フレミングはそういう人である）。むろん徒弟的医学教育が、われわれの単純に観念しがちなごとく「おくれた」医学教育と観念されているかどうかは疑ってみる必要があろう。最近、合衆国においても、そのさまざまな医学教育の試みののちに徒弟的指導が最も効率のよい方法であると評価されつつある由である。

われわれは、イングランドの精神医学、いや広くイングランド医学を考えるときに、次のようなイングランドの特殊性を念頭に置くべきだろう。周知のごとくイングランドの法は成文法（実定法）に対立する意味で慣習法（不文法）である。ということは、ローマ法を継承した西欧において、イングランドがきわめて特殊な地位を占めることである。この特殊性は、イスラム文化圏がギリシア・ローマ文化を受容しながら、ユスティニアヌス法典を典型とするローマ法を継承しなかった点で西欧と、あるいは最も深く異なることを考えれば、並みたいていの特殊性ではない。しかしイスラム圏がコーランを世俗の法としたのと、イングランドにおける事情は異なる。

成文化された法を実体と観念し、その個々のケースへの適用を法の行使と考える大陸法とは明らかに対立して、イングランドの法は、法の観念を、ただ「判例の積み重ねによって次第にその輪郭を明らかにしてくるような何ものか」であるとみた。イングランド（およびそれを継承した合衆国）の法思想の大陸法との相違がその医学にも強く反映しているであろうことは、日本から眺めて彼らの症例重視を考える上でおそらく必要だろう。単なる症例重視でなく、発想の転換が必要だろう。彼らは判例相互の矛盾をおそれず、ほとんど気にかけていない観さえある。

十九世紀を支配したダーウィニズムは、特にイギリスにおいて弱者淘汰を正当化した。一八三二年前後に始まる普選法をはじめとする一連の水平運動も、コノリーの孤立した例を除き、精神医学に及ばなかった。ジャクソンの思考も、ジャネと同じくダーウィニズム的であり、資本主義の論理を、あまりにも単純にというほどに反映している。この点では、アメリカのビアードの神経衰弱概念も同じであり、ジャネやビアードは精神的百万長者あるいは富者と貧者との概念を提出し、貧者は貧者らしく生きることを正しいとした。彼らの臨床的思考は、心的エネルギーのバランスシート（貸借対照表）を念頭に置くものであった。「収入の範囲で生活せよ」というケインズの標語は彼らの精神衛生的思考にそのまま捧げうるものである。

とはいえ、心的エネルギーの概念が、先行する動物磁気、あるいは個人の磁力の概念から一歩を踏みだすためには、一方ではマイヤーのエネルギー恒存則の発見やカルノーの熱力学があったことは否めないだろう。それは、磁気術の背景が、ニュートンの遠隔作用論的力学やギルバートの磁石研究や初期の電気学にあったのと同じである。

精神医学はつねに先進科学の影響を受けつづけてきた。たとえ、それが臨床実践と遊離したものであっても、精神病者に対する精神科医の精神を安定させるものとして、それは、ロマン派医学の退潮後、二十世紀に至って再び哲学を少なくとも一部の精神科医がその上部構造として戴くまで、まさに〝一定の〟有効な作用をしつづけてきた。

ジャクソンの思考は、てんかんあるいは脳損傷の臨床にもとづくものであるが、遠くブラウンのプラス病対マイナス病概念に発し、ライエルらの地質学および「個体発生は系統発生を反復する」という十九世紀に流布したヘッケルの〝法則〟によって鼓舞されたこともおそらく言いうるだろう。フロイトのエネルギー論は、彼の青年期の発生学にもとづいたうえで、さらにエネルギーの源泉とその配分を問題にするものである。リビドー理論は、エネルギー論のなかでも最もソフィスティケーテッドなものである。備給の概念や、しばしば用いられるリビドーについてのアメーバの比喩を考え合わせればよいだろう。

二十世紀前半においても、生物学の影響は一つの隠れた参照枠として作用しつづけたと言いうるかもしれない。一九〇〇年のメンデルの法則再発見にはじまる十余年間は、アメリカのモーガンを中心とする遺伝学の全盛期であった。この再発見は、十九世紀を通じて臆説がくり返し提出された遺伝学を、いわば気象学から天体力学の確実さに高めるものであった。しかし、遺伝学が生物学における最先進部門である時期は比較的短かった。シュペーマン(正確にはその助手)にはじまる近代発生学は、発生途上における生物の驚くべき可変性を明るみに出した。彼らは、自らを〝後成説〟と規定し、遺伝学に前成説の蔑称を奉った。特に両大戦間の二〇年に〝後成説的発生学〟は生物学の主流を占めた。今日からみて両大戦間における、特に英米における、ほとんど純粋に〝後成説的〟な精神医学にこの背景があったことは忘れがちであり、人は「白紙」として生まれるという思想は、アメリカ民主主義あるいはデューイの教育学などの影響とみるだけではやや単純すぎる。より近くに生物学内における強力な支持的思想が存在していたのである。分子生物学の台頭する一九五三年に至って発生学中心の生物学ははじめて強力な衝撃を受ける。しかし、分子生物学は依然、多細胞生物の発生過程を説明せず、一方、両大戦間の発生学が展開した厳密な条件下に行なわれた実験的諸事実はほとんど一つも否定されていない。〝前成説〟と〝後成説〟は、より高い平面における統一をいまだ未来に俟つ実状である。仮説はいろいろ出されているが、一九六〇年代初頭の、「次は発生の説明だ」という分子生物学者の気負いは、それに先立つ数年間のごときめざましい進展をみせなかった。ついでに述べれば、神経学における局在論と全体論の対立も、生物学における〝前成説〟と〝後成説〟とその消長をほぼ同じくしていることを言っておきたい。一九二〇年代初頭に叫ばれた「医学の危機」論も、十九世紀に順調に進行した医学の分化と細分化に対する激烈な反動であった。フォン・ヴァイツゼッカーは、元来、全体論的なフォン・クレールの内科学に学んだ内科医であり、彼とゲーレンの人間学との影響下に人間学的医学が発足する。これは生物学における全体論と呼応して一時きわめて強力な力を持ちえたのであって、医学あるいは生物学における全体論の凋落は、政治的全体主義への知的嫌悪に影響されたと見てよいであろう（生物学における全体論の唱道者が政治的・経済的にも全体主義を支持することが少なくなかった）。もっとも一九二〇年代においては、ムッソリーニがイタリアに秩序を導入したとしてヨーロッパ知識人に支持されたごとき雰囲気があった。一九三〇年代に知的協力委員会に参加してファシズムに反対するフランスの詩人ポール・ヴァレリーは、二〇年代にはポルトガルの独裁者サラザールを哲人政治家として肯定し、ムッソリーニにも面会している。全体主義への警戒はヒトラーの一九三三年における首相就任直後の事態、たとえば「水晶の夜《クリスタル・ナハト》」によってにわかに高まるのである。

市民社会はまた、特にそのサロンを通じて、人間心理の細やかな襞《ひだ》や対人関係の微妙な感覚を発展させていた。中世における修道僧の一部に匹敵するこの感覚は、集団と対話のなかで洗練され、公開あるいは公刊される点が異なっている。このような感覚については、地理学的発見の時代であり魔女狩りの時代である十六世紀が最も粗野であった。その再発見はシェイクスピア、モンテーニュ、パスカル、セルバンテスらとともに、にわかに起こる。それはさしあたり十六世紀を挟んで、過去のチョーサー、ボッカチオ、より古くはトゥルヴァドール、ミンネジンガーと呼応するものかもしれなかった。しかし、十六世紀から十七世紀にかけて、ヨーロッパの家屋にはじめて個室が成立し、広場の哄笑や激語は、密室の秘めやかな忍び笑いや内省的なつぶやきに変わる。オランダ絵画におけるヒエロニムス・ボッシュの幻想的集団場面からブリューゲルの現実集団場面、レンブラントを経てフェルメールの個室的世界への比較的急速な変化――。新しく発見された個室は、孤独と交情とのある平衡の支配する世界という点において修道院の密室とは異なっていた。ホイジンハの言うごとく「中世の秋」において「諺《ことわざ》思考」が一般的であったとすれば、モラリスト的思考のほうは個室の成立した十七世紀以後にふさわしいものである――ラ・ロシュフーコー、ラ・ブリュイエール、あるいはゲオルク・クリストフ・リヒテンベルク。

　諺思考からモラリスト的思考を経て、十九世紀後半から二十世紀にかけてのサロンにおける、プルーストを代表とする心理家たちの濃密で微妙な分析に至る流れは、おそらく一連の系譜である。力動精神医学はパリやウィーンなどサロン的雰囲気の存在したところにしか繁茂しえなかった。世紀末ウィーンのことは周知であるから省くとして、パリのサロンは、フランス大革命以後もはや無料で施術しえなくなった多くは元貴族の磁気術師たちに開かれていた。少なくともつねに彼らはサロンに話題を提供しつづけた。逆に女性をきびしく排除した十七、八世紀のコーヒー・ハウス、十九世紀以後のクラブ、パブに拠るイングランド知識層は、力動精神医学になじまなかった。フロイトの思想を受容したのは、二十世紀においてヴァージニア・ウルフ（その小説の、ほとんど自由連想に近い〝意識の流れ〟！）、クライヴ・ベル、ケインズ、ストレイチら、例外的に女性中心の「ブルームズベリー・グループ」である。

力動精神医学がこの土壌にはぐくまれたことによって生じた最大の弊害は、力動精神医学の術語がソフィスティケーテッドな欧米知識層に流布したことである。それが公衆におけるスノビズムにとどまっているうちはまだよかった。「まだ」というのは、スノビズムはその語義が一つ上層の階級の言動を気どる意味内包をもつことと、二十世紀という神なき時代において、治療者、特に精神分析学、精神療法学が司牧者の位置につきつつあることを考え合わせれば、これだけでもすでに、幸福な事態とは言いがたいからである。しかし、プロフェッショナルであるはずの力動精神科医まででがその術語によって患者と対話しはじめた。メスメル以来、患者と医師が共通の隠語をもって語る習性を力動精神医学はついに脱却しえなかった。これが力動精神医学を秘教的なものとし、時に対抗文化（カウンター・カルチャー）の一翼とさせた。しかしまた、端的な事実として〝擬似職業としての患者〟を生みだす傾向がつづいた。シャルコーの有名患者ブランシュ・ヴィトマンはその最も顕著な例であるが、フロイトも「狼男」をつくりださなかったわけではなかった。十九世紀の力動精神医学は、精神病、特に十九世紀末に発見されつつあった精神分裂病を慎重に避けようとしたが（力動精神医学は疾病分類を大幅に〝正統〟精神医学に依拠していた）、「力動精神医学が対象としたものは神経症圏で〝正統〟精神医学が精神病圏」であるという図式は、症例に即すれば即するほど疑わしくなる。ただ力動精神医学の手にかかると、人格の解体の代わりに人格の分裂《スプリット》が生じる傾向が強かった。特に催眠療法が大胆に行なわれた十九世紀においてこれがはなはだしかった（十九世紀人が特に催眠術にかかりやすかったわけではない）。この点でもフロイトが断然催眠を廃棄したことは特筆さるべきだろう。ユングやアードラーの治療法もそうであろうと思うが、彼らの治療の具体的なことは、フロイトに比しても更に知られていない。治療を最も詳細に記した人はジャネやフルールノワである。催眠法を捨てなかった彼らは、患者の危険負担において安全な距離から患者を観察・操作・支配することができた（と観念した）。代償は患者が自らの自我に統合しえない秘密を語ってしまう危険であった。フルールノワの一患者が、自己の症例記録が刊行されたときから食を次第に断って死亡したことは悲惨な事実であった。ただし、ジャネは、はるかに強い方法論的意識のもとに時々催眠下に出現する擬似人格群のなかにその一人として立ち混じって治療するほどの冥府下降的危険に自らをさらしつつ、分析よりも統合をつねに重視しつづけた。治療とは何かについて最も鋭敏な意識と慎しみをもっていたフロイトとジャネが、その測り知れぬ価値をもつ治療記録をすべて焼却していることは注目すべきである。前者は五年ごとに、後者は厳格な遺言によって死の直後に。

二十世紀にはいって自らを更新した力動精神医学は、精神病者を対象としはじめた。何人かの先駆者がエヴェレストに登攀するに似たパトスをもってこれに当たったことはまちがいない。その結果は、精神科医の視野を拡大し、当時発見されたばかりの分裂病概念を豊かにした。時には曖昧と混乱を伴う豊かさであったが。もっとも何らかの意味で特権的でないような患者が、力動精神医学の影響下に立つのは二十世紀後半においてである。その結果はまだ歴史に属していない。

力動精神医学の対抗文化性はすでに触れた。精神医学という下位文化《サブカルチャー》の枠内でならそれはほぼ正しいだろう。ほぼというのはメスメルからフロイトまで、公認医学への編入を幾度も試みているからである。ドイツにおいて、これを決定的に断念させたのにはおそらくヤスパースの著作が大きい力をもっただろう。逆に、つねに目ざとく賢明に現実的であるアメリカ精神医学の指導者は、ヨーロッパに精神分析学がにわかに知られる一九一〇年より早きこと四年、すでにフロイトに注目していた。アメリカ近代精神医学の第一世代であるホワイトやケンプらは、フロイト主義とアドルフ・マイヤーの精神生物学との融合に成功した。サリヴァンをはじめとする彼らの〝弟子たち〟は、第一次大戦によってにわかに債権国に成り上がったアメリカの高度成長時代、〝アスピリンでも飲まなければやり切れない〟という意味でアスピリン・エイジといわれる一九二〇年代に、精神病院においても個人診療所と同じく力動精神医学を実践していった。サリヴァンは「アメリカ精神医学の最良の伝統である折衷主義」と言っているが、アメリカの思想は一般に西ヨーロッパよりも一元論、端的な実践優位、一流指向、開放性になじむ伝統を持っている。あえていえばアメリカには、少年のもつ、初々しさと図々しさ、羞恥と馴々しさ、劣等感とスノビズムに似たものがある。この〝前思春期〟的雰囲気をサリヴァンがアメリカ社会のなかから治療力あるものとして抽出したのがかりに偶然であっても、力動精神医学はその年齢のソフィスティフィケーションにふさわしい一面を持っていた。いかめしい中欧の父親像は、もの分かりよく自立を唱えつつ適応に苦慮するアメリカの父親像に代わる。これは、戦後の常套句〝自己同一性《アイデンティティ》〟に逢着する経路であるが、さしあたり「適応こそが問題」となった。そして意識的には〝アメリカ的人間〟への適応（とその指し示すところによる〝成熟〟）が問題であったとしても、アメリカの経済的浮沈と急激な歴史的変貌とアメリカ人のたえざる移動は、たえざる適応・再適応を強いた。アメリカの社会はサロンの代わりに、たえず入れかわる隣人との絶え間ないパーティをはじめ、さまざまの地域集会を持っていた。対人関係論は彼らにとって空気のごとく自然なものでありえよう。戦後、政治経済的比重が相対的に東部から西部に移るにつれて、東部の対人関係論から、より〝乾いた〟西部の交流分析が台頭する。G・ベイトソンの二重拘束説が、臨床よりもラッセルの〝階型《タイプ》の理論〟によることはすでに知られているが、かかる単純な理論の受容を可能としたのは、一方では当時におけるアメリカ的秀才の存在、他方では〝偉大なアメリカの母〟〝女性崇拝〟への反動であったろう。アップルパイに代表されるアメリカの母親文化は、開拓においても、適応においても、不可欠な力であった。この不可欠性を掘りくずしたのは、おそらくアスピリン・エイジ、大恐慌、第二次大戦、その後の激烈な局地戦と続く、アメリカの激烈な社会変動である。アメリカの母親が子供への本能的な波長合わせよりも硬直的な育児書に依拠するようになったのは一九二〇年代以後である。

特にアメリカ人に激烈な衝撃を与えたのは大恐慌であった。これを知る、今は老人となった人々には以後の繁栄が時に虚妄にみえるという。ニューヨークの破産した実業家が次々と飛び降り自殺をとげ、セントラル・パークに失業者の大群が野宿し、一碗の粥のために行列をつくった時代である。一九三〇年代はヨーロッパには一般に暗い時代であり、イギリスは二〇年代中期の炭鉱労働者ストライキの大弾圧を頂点とする慢性不況にすでにあえいでおり、フランスは第一次大戦の傷手から回復せず、皮肉にもドイツからの厖大な現物賠償が自国産業を破滅させていった。三〇年代からフランスは一種の〝知的鎖国〟にも陥る。

この時代、五カ年計画を着々と進めつつあった(かにみえた)ソ連邦がいかに光り輝いてみえ、西欧の前途がいかに暗くみえたかは、ケインズの〝資本主義だってやれるところまでやってみせる〟というソビエト旅行後の決意表明ひとつにも読み取れる。事実、彼は、書斎の経済学者でなく「パンフレットを風に投げ飛ばしながら時間の相において戦う」人となった。混乱の三〇年代に政治亡命者、とくに知的移民の列がアメリカ合衆国へ向かって流れた。それは当然、アメリカ精神医学を豊かにした。その〝折衷主義〟はこれを可能にしたが、また「多少蒸溜水的あるいは無機的な精神医学」というその性格を強化したことは否めない。ヴァレリーの言うごとく、「大西洋の塩水を越えうるものだけがヨーロッパからアメリカに移りえた」のであるが、このことばにはその裏に、計数化しえない微妙なるもの、直観的なるもの、雰囲気的な、いわく言いがたいものは移りえなかったという含みがある。

一九三〇年代、知的移民としての西欧力動精神科医の流入とともに、〃力動的〃を標榜しつつ、ようやくアメリカ的科学の自覚を萌生させていたアメリカ精神医学は、その衝撃下に、急速な、一九〇〇年代初期に続く二度目の標準化の必要に迫られた。指導層は、力動精神医学をアカデミックという意味での公式精神医学として採用するとともに、ウィーンやチューリヒあるいはヴァイマル時代のベルリンにおける自由な雰囲気とかわって、治療者に医師資格を前提とすることをはじめ、一連の標準化を行なった。これがアメリカ精神医学に独特の色彩を与えることとなり、その影響は今日まで続いている。なおアメリカ・アカデミズムの力動精神医学への方向づけは、隣接の、特にアメリカ的科学という自覚のもとに推進された科学、たとえば社会学や文化人類学が一足先に力動精神医学とヴァイマル的中欧文化をその基盤としていたために、ほかのいかなる国とも異なって抵抗が少なく、自然でありえた。

少数の知的移民はイギリスに向かった。彼らはむしろ〃正統〃精神医学者であったが、イギリス海峡を経験論に向かって越えうる者のみが、二十世紀中葉のイギリスに、イギリス人が今や「常識精神医学」と呼ぶものを補強しえた。シュナイダーの自己抑制と限定はイギリス経験論者に了解しうるものであり、マイヤー＝グロスは彼自身イギリス人の弟子たちに適応しつつ、自らの教科書をもって影響力を行使した。多くの精神病理学用語が造語された。ドイツの一面に伝統的に親近感をもっていたスコットランドにおいて、エディンバラ大学は二代にわたって教授にドイツ人を迎えた。シュナイダーの精神病理学は、彼らにとって揺れやまぬ大海のなかでとりあえず身を託すべき端艇のごときものに映じたらしい。

ハンガリーは、二十世紀の奇跡といわれるほどの人材を世界に送りはじめた。この古い農業国は、多芸、博識、転換能力、発見巧者《セレンディピティ》を持ち「端的な実践性の裏に包括的な世界認識を秘める」人々を、おそらく今世紀において人口比にすれば群を抜いて輩出させた。

ソンディの仕事の基礎は、この国の、欧州中もっとも人口移動の少なかった時代を抜きにしては考えられない。一方、ベラ・クンの短命な共産政権が打倒されたあと、元オーストリア海軍中将ホルティの古典的独裁下に入ったこの国は、それに先立つ短い政治的な春のうちに設立された精神分析研究所において、フェレンツィ・シャーンドルの指導下に対象関係論を生みだした。それはサリヴァンの対人関係論に先立って、精神力動をはじめて「関係においてとらえよう」とするものであった。開戦直前にイギリスに亡命したバリントはフェレンツィの〝正式の精神的後継者〟として、同じくブダペシュトに学んだメラニー・クラインらとともに大戦後のタヴィストック研究所の一部を中心とする対象関係論を開花させるに至った。

フロイトもそうであったが、迫りくるファシズムに対して中欧の力動精神医学者の脱出は遅れがちだった。そしておそいほど亡命の壁は高くなった。第二次大戦に連合国となった国々が必ずしも彼らを歓迎しなかったことは、レマルクの『凱旋門』の描くところであり、ヴァルター・ベンヤミンのピレネー山脈における服毒死に結果したところであった。一般に対抗文化が体制を握ったといわれ、「大学」と並んで「研究所」が文化を担ったヴァイマル時代が去ったドイツからも、この文化を担ったフロイト派やフランクフルト学派社会学者たちの脱出は遅れた。

18 西欧〝小国〟の精神医学

両大戦間の政治的変動と第二次大戦の影響を比較的こうむらなかった国々についても公平のために記さねばならない。

イタリア精神医学は伝統的に北方の影響を受けつづけた。オーストリア精神医学からドイツ精神医学への移行は前世期中葉になされ、この状態は現在まで続いている。新しい傾向はスイス精神医学への傾斜である。ベネデッティなどはイタリアの大学を卒業したとはいえ、ほとんどスイスの精神科医とみなされてしかるべきである、といえばおおかたは首肯するだろうが、彼のイタリア語の諸論文や大著『神経心理学』をも併せみるならば、時にこの国がなおレオナルドやジャンバティスタ・ヴィーコ、あるいは現代のジュゼッペ・トゥッティ（チベット学より出た哲学者）のごとき具体的実践家にして博識家を生む力を有していることに驚くべきだろう。

イタリアの対抗精神医学の源泉がビンスヴァンガーであり、サリヴァンであるのも、わが国に通じるものがあろう。セルジオ・ピーロは分裂病言語の分析から出て反精神医学に投じている。

スイスとオランダは、ともに、一方は神聖ローマ帝国から、他方は神聖ローマ帝国と深い血縁関係にあったスペインから、ゲリラ戦をもって独立を戦いとった国であり、ともに各州連合の政治形態とカルヴィニズムあるいは類縁の改革派教会の宗教をもち、早くバロックの影響を脱し、フランス革命まで多くの政治的亡命者を受容した国である。ともに狭小で貧寒なその国土を一方は干拓、他方は高地放牧によって最大限に活用し、過剰人口を一方は海員や植民者とし、他方は十八世紀まではもっぱら精強にして忠実な傭兵として送りだし、勤倹貯蓄とそのうえに立脚する精神的独立を重視していた。これらの共通性のうえに、風土の大きな相違点を越えて、両国の精神医学は、ともに諸外国のさまざまの流派を共存させ、発展させた。すなわち古典精神医学、生物学的精神医学、精神分析学、生態学、そして人間学的精神医学を挙げることができよう。片や十九世紀にフォン・エーデンのごとき詩人精神療法家を生み（世界最初の精神療法院は彼によってつくられた）、片や二十世紀にユングのごとき、はるかグノーシス派に親近性をもつ神秘学的治療者を生んだ。神智学、人智学もスイスに発祥する。

北欧四国も、スイス、オランダとともに言語的理由からドイツ、オーストリアの精神医学に通暁しつつ、その少数の大学をもって、独自性を失わなかった。北欧四国はルター派を国教とし、強固な民族国家を形成し、強い南方への憧憬をもち、外国から招いた専門家によって、急速な近代国民国家としての整備を行なった。この事情もあってか、その知識層は大学の階層秩序よりも男性間の友情によって結ばれる傾向が卓越していた。彼らは、その知識人移民より受けた倫理により勤勉であるとともに、ルター派の謙抑と、時に悲壮なまでの荷託感情をもって事に当たった。それは単純化して言えば、ルター自身の、強烈な召命感、また十六世紀の混乱のなかで外に向かっては「大胆に罪を犯せ」とさえ言い、自らには「たとえ明日が世界の破滅の日であろうとも今日私はリンゴの木を植える」と言い切った強固な意志に源を発していよう。

たとえば、福祉国家スウェーデンにおいて、ウプサラ大学に拠るウプサラ・エリートと俗称される人々は、召命を受けたごとき使命感をもって二四時間を天職にささげ、禁欲的、しばしば端的に独身である。エリートでなくとも、たとえば、スウェーデンのボランティアはその理想像において謙抑・無私、自己滅却であり、ほとんど福祉の無名戦士というにふさわしいものである。彼らの姿はほとんど旅行者の目に止まらないであろうけれども。

ポーランドは魔女狩りのなかった少数の国である。スウェーデンを西側福祉国家の代表とすれば、ポーランドの精神衛生ネットワークは東側の代表であろう。ナチ時代、国内のすべての大学は廃止された。亡命者のためポーランド人医学部を設けたのはエディンバラ大学であり、そのため現在までイギリス経験論的精神医学の影響が強い。

ここでは小国の精神医学の独自性にはこれ以上たち入らず、たとえばスウェーデンにおける「心因性精神病」、デンマルクにおける人類遺伝学、ノルウェーにおけるイエッシングの業績、フィンランドにおける家族研究を挙げるにとどめるが、これらの寄与にもまして重要なのは、スイス、オランダも含めて中小国の医学が、ヨーロッパ大国の精神医学のもつ弊害、二十世紀前半において頂点に達し今日ようやく彼ら自身がその病識を持ちはじめたところの弊害を、まぬかれていることである。その弊害とは、各国民国家相互間の他国医学の無視あるいは無知である。英米は第二次大戦後はじめて大陸医学を〝発見〟する。

アメリカがその大国性とほとんどもっぱら自国語にたよって建設した二十世紀前半の巨大な、しかしどこか蒸溜水の味のしないでもない医学の現在までついになしえなかったところ、すなわち、西欧大国精神医学の閉鎖性の補完をなしえたのは、中小国六、七カ国の小規模だが濃密な医学活動であり、彼らの医学の〝国際性〟は大国に比して一段と高い。特に医療の実際やそのシステムにおいては、「オランダという現象」以来、ほとんどつねに大国に対して先導的要素を果たしてきたとさえ言ってよい。

今日なお、力動精神医学はその流派によって、また〝正統〟精神医学はその国境によって分断されている。西欧精神医学の共通の基盤、共通の思考のパターンを求めるならば、それはピネルでもグリージンガーでもその他の誰でもなく、おそらく十七、八世紀におけるエディンバラ、グラスゴウ両大学を中心とするスコットランド学派であるまいか。彼らは神経症概念の祖として時に名を挙げられるにすぎないが、カレンはそれに尽きるものでなく、奇人ブラウンを頂点とするその半世紀後の開花はさらにそうではない。この、ほとんど西欧においても無意識化され、それゆえにまた大気のごとく呼吸されているとも言いうるパラダイム（範例）の全貌の発掘と歴史的位置づけは、少なくとも筆者にとっては今後の課題である。

19　ロシアという現象

ロシアについては、その最も長く続き、最も発展をみたといわれる、十世紀まで残る異教時代、回教文化圏がロシアの河川の連水経路によって北欧までつながっていた時代、タタール人への隷従時代、それらの期間を通じてのビザンツ文化の漸次的受容――を述べる用意はない。ビザンツ医学の研究自体が、ビザンツ文化のごく近年の再評価とともに、ようやく着手されたばかりであり、多くの文献はロシア語で書かれている。

ここで、ロシアにおいてついに魔女狩りがなかったことを、まず、重要な社会的事実として指摘しよう。

土地に縛りつけられた農奴制の下で貨幣経済が浸透しなかったこと、社会の陸封性がペストの侵入に幸いしなかったことをはじめ、西方教会圏において魔女狩りをあらしめた諸要因の欠如は十分考慮されるべきであろう。そしてロシアは、ヨーロッパが十三世紀にすでに失っていた森を決して失うことがなかった。農耕民にとって森は異域、おどろおどろしいものの住む恐怖すべき世界である。それが『グリム童話集』の世界であり、魔女の宴《サバット》がその空地で行なわれるゆえんでもあった。しかし森の民にとってはそれは母の胎内のごとき安らぎの地である。ヨーロッパの原始林はフランスのごく一部とポーランドにしか残っていない。ドイツの大森林は、単一種精英樹の子孫をもって全山を蔽う十九世紀ドイツ林学のみごとな成果であり、いうまでもなく人工林である。地中海沿岸は砂漠植物の進出しつつあるほど乾燥過程にある土地であり、プロイセンは砂地に松の疎林のみを生じるやせ地であり、イギリスはそもそも固有の樹木種を三種しかもたなかった。

農耕民に特異的に適合し、山地民を異端視した西方教会と異なって、東方教会はそのように一般信者を組織しなかった。東西教会の分割線から農業経済的にほぼ現東ドイツと西ドイツを分かつ線の間を中間地帯としてその中間にタタール人〔モンゴル族〕あるいはウィーンの城門に迫ったトルコ族の最西進出線がある。その西が十六世紀において魔女狩りや海外進出の卓越した地域、東が農民、特にドイツ人、ポーランド人の東方移住とユダヤ人虐殺（ポグロム）のきわだつ地域である。まず両地域は、たとえば故国なき被差別民族ユダヤ人の住い方においても異なる。閉鎖的なゲットーはその東に卓越する。ゲットーは、旧約、タルムード、カバラを正確に二千年間伝承し、その民は高い識字率を維持し、農民的ヨーロッパの下に張りめぐらされた彼らの地下水脈を自由に往来した。この商業民族は、十九世紀における東欧のオーストリア・ハンガリー複式君主国におけるユダヤ人解放、十九世紀におけるポグロム、二十世紀におけるナチスのユダヤ人迫害とともに、多く北米に移住し、またウィーン、プラハに濃密な文化的集団をつくった。力動精神医学は、この〝ヴィトゲンシュタインのウィーン〟の存在なしにはほとんど考えられなかったろう。

ロシアはピョートル大帝とともに西に向かって開放され、西欧の文化がその精髄をショウウィンドウから選ぶように移入される。ピョートル大帝がオランダの造船所の工員として入ったことは有名な挿話である。独特なフランス語を話す社交界が形成される。技術者、医師、軍人層はドイツ人移民とその子孫に大幅にゆだねられる。セント・ペテルスブルク（レニングラート）は北方のヴェニスとしてイタリア人建築家の手に成る。——この傾向は社会主義体制になっても変わらなかった。ソビエト陸軍は帝政ロシアのフランスに代わってドイツ陸軍に、ソビエト海軍はフランスに代わってスターリン時代はイタリアに倣い、建築、主要外国語、文学、風俗はフランスに代わってアメリカに倣っている。それは時に端的なコピーと外国からは見なされ、内実はコピーでもせめて細部を変更しようとする日本と対照的である。しかし、この恥知らずとさえ酷評される輸入の背後に、近代技術の国民的独自性を追求せず、最善のものをもってよしとする態度と、移入されたものがつねに、ロシアにおいて「力」（出力、排気量、重量など）を飛躍的に増大させることに注目すべきである。

ロシアは、最近までのアメリカ文化とやや趣きは異なれ、エネルギー崇拝の著しい傾向がある。強力、量、単純、簡素化の重視、そして重量とサイズ増大への軽視は、アメリカからみたソ連工業技術の特徴である。つねに〝同一性〟に悩むのも西欧をはさむ両巨人の共通傾向である。一方が「アメリカン・アイデンティティ」に悩むとすれば、他方は、それより早く、「われらはヨーロッパ人なりや」の懐疑を抱きつづけることとなる。しかし、文化的装備を一セット建設維持しようとするアメリカに対して、ロシアは、等閑視してよい部分はまったくの直輸入を可とし、ロシア化の努力さえ行なわないという相違点がある。

ロシア（ソビエト）の精神医学には、この両面がある。等閑視されてもよい部分であることが本音に近いであろう。ソビエトの精神病院とそこでの治療の内容は実際は西欧と変わらない。独自とされる、保健省の精神病院の入院期限は六カ月で、未治の者はその後は外国人に対する〝聖域〟である内務省所属の収容所に移すというその制度（最近廃止された可能性がある）も、大革命下パリの同一システムに淵源するものかもしれない可能性がある。

帝政の末期にロシアの大学が整備されてきた時期、シャルコーがロシア皇帝の侍医としてしきりに首都セント・ペテルスブルクに往来したこととおそらく呼応し、この首都に神経学と神経生理学の急速な勃興が生じた。他方、第四のローマといわれ、つねに北方の新都に対抗してきたモスクヴァに、ドイツ精神医学の移入が始まった。この対立は、今日まで、レニングラート学派とモスクワ学派の対立として続く。この国家は規格化を指向しつつ、しかもつねにそれが貫徹されたことはなかったが（それがこの国家を硬直性から救っているともいいうる）、そのように、たとえば分裂病はレニングラートではフランスのごとく狭く、モスクヴァではアメリカのごとく広い。

帝政末期におけるロシア上層階級、知識層の国際化は、彼らが一世紀来フランス語に熟達していたためもあって急速に進行した。第一次大戦はロシアに敗北と二度の革命をもたらし、ついにソビエト社会主義連邦共和国の成立となるが、さしあたり、その指導者である下層貴族出身の知識人にして十五年にわたるスイス亡命者レーニンは、「低級なプロレタリア文化よりもすぐれたブルジョワ文化を」の政策のもとに、積極的に外人教授を招き、ここに一九二七年に至る、同じく敗戦国であったヴァイマル文化に酷似した文化の成立をみるに至った。日露戦争敗戦と一九〇五年の改革による帝政の弛緩にはじまるこの文化は、その一端である言語学をいとぐちとして最近ようやく発掘されつつあり、その全貌をみるのはなお未来の問題である。

それはヴァイマルと同じく対抗文化が主流となった、二十世紀の特異な一時代であった（その弱い類似現象はマッカーシズム敗退後のアメリカにみられたところであった。フランクリン・ローズヴェルト時代におけるアメリカ的科学の自覚は一九六四年以来の知識人の政治参与に結果した）。一九二〇年代前半のソビエト知識階級は、ヴァイマル体制よりもはるかに強力な勝利をかちえ、はるかにオプティミスティックであった。地方分権的なドイツと異なり、彼らはレニングラートあるいはモスクヴァにおいて、きわめて濃密な個人的交渉をもちえ、さらに〝人類の最も新しい実験〟をみようとソ連を訪問する西欧知識人との第一級の接触をもちえた。そのなかにわれわれはメンデル派遺伝学者マラーや近代経済学者ケインズのごとき意外な名をも発見するであろう。スターリン時代に聖典とされ今日は哲学アマチュアの書とおとしめられるにせよ（それは内容的には事実であるが）、レーニンもスイス亡命時代に『唯物論と経験批判論』を書きうる才を持っていた。彼にとってはマッハに代表されるものと映じた経験批判論であるが、マッハの後継者を自認するウィーン学団、それを出自とするハイエク、ポッパー、エイヤーら、また孤立しつつ、ラッセルにもウィーン学団にもほとんど偶像視された（前期の）ヴィトゲンシュタインらが今日、神なき時代の西欧の哲学的あるいはイデオロギー的骨格をなしているのをみるならば、レーニンがスイス亡命時代に、すでにその萌芽において将来最も強力となるであろう〝唯物論の敵手〟を看破した慧眼の持ち主であったことは記すべきだろう。トロツキーは果断な軍事家であるとともに、あるいはレーニンよりも更に鋭い眼識の人であった。彼は精神分析学を積極的に支持し、ロシア分析学会は急速に発展した。一方、革命直後のオプティミズムは、共産主義社会においては精神病は消滅するであろうとの確信を生み、西欧型の〝正統〟精神医学が一時活動を停止した。ごく短期間ながら――そして、多くの精神病者の、革命と外国干渉の時期における、記されざる、しかしおそらくはきわめて不幸な命運をよそにして、といわなければならないが、逆説的にもソ連において一時期ほとんど例をみないほど純粋な力動精神医学の現前があった。その基盤は、ドイツ語を自由に駆使し、しかもドイツ的な学問の「目かくし革」（ウェーバー）から自由な、多くはユダヤ系の知識人であった。彼らは徹底性を追求する意味ではドイツ的といいうるかもしれないが、純粋性を追求する意味では明らかにロシアに属していた。

しかし、この時期を何と命名するとしても、それはヴァイマル時代にもまして短命を約束されていた。なるほど、第一次大戦後、西欧が苦悶しつつ復興せんとしていた一九二〇年代に最も工業的に活発であったのは、現物賠償のために稼動していたドイツの工場群であり、やや遅れて、「社会主義とはプロレタリアート独裁と電化である」というレーニンの言葉のもとに五カ年計画を実施しつつあったソ連であった。しかし民衆の生活はドイツにおいても悲惨であり、周知のごとくナチス台頭の一因とされる。ロシアにおいては、貨幣経済はさらに混乱し、すでに大戦において千万人台の青年を失っていたロシアから飢餓がいっそう多くを奪った。内戦と外国干渉は、おそらく革命が必要とする以上の苛酷と犠牲を民衆に強いた。

レーニンさえも予期せざる革命の成功であった。まず、その名を今日も国名に冠したソビエト（労働者評議会）制度は放棄されねばならなかった。それは一八七一年のパリにおけるコンミューンに比すれば、多数であり、やや長命であったとはいえ、クロンスタットの、昨日革命の原動力となった水兵の反乱を赤軍みずからが湾の厚い氷上を渡る戦いで撃滅せざるをえなかったときに実際に放棄された。インターナショナリズムは、外国干渉の圧力下に、次第に発育不良の状態となり、ドイツ革命（それは当時将軍たちの手で鎮圧されつつあった）との結合をあせったレーニンが、ウクライナ地方からポーランド系地主を追放する余波を駆って、内戦における名将ブジョンヌイの騎兵軍団を建国まもないポーランドに差し向けたときに痛烈な打撃をこうむった。軍団は首都ワルシャワの前面においてピルトゥスキの率いるポーランド軍によって撃破されたのである。しかし破壊されたものは当時赤軍の最精鋭であったこの軍団という物理的な力だけではなかったであろう。レーニンは早く脳障害に倒れ、〝武装せる預言者〟トロツキーは、政治の決定的瞬間において不思議にいつもモスクヴァを留守にする人だった。残るは第二級の指導者であった。おそらく、当時寡黙であったが、決定的会議には不思議に必ず出席していたスターリンを除いては。

しかしなお、これらの挫折は、しばらく西欧の眼に映じなかった。おそらくロシア人にも。ロシアに強国であることを強い、そして、〝ロシアに還る〟ことを強いたのは、おそらく西欧であった。それは単なる政治的干渉と封じ込めの意味を越えているであろう。西欧はユングの意味での自らの〝影〟であることをロシアに求めつづけている、他方で文化をもってロシアを魅惑しつつ。しかしさしあたり、ロシアにおける新事態は誰の目にも西欧化の前進とみえた。退潮しつつある、ヴァイマル文化にほぼ等価な文化に愛惜の念を西欧がいだくのは、その生き残ったわずかな証人が死滅しつつある今日、すなわち半世紀のちのことである。その一環としてのソビエト精神分析学の消滅（一九二八年）にはほとんど注目もされなかった。かわってパヴロフの条件反射学が注目され、西欧からの留学生を集めた。ヴァヴィロフの植物学がそのグローバルな調査にもとづく栽培植物の起源をもって、その領域をリードしていた。そしてヴァルガの主宰するレニングラートの世界経済研究所は資本主義経済の精密な報告書を刊行しつづけた。両大戦間の華麗な混乱のなかで、西欧知識人にもある皮肉をもって「唯一の信頼できる書物」と評されたこの報告は、事実、世界大恐慌を予見しえた唯一のものであった。スターリン時代に至る中間段階に、このように〝科学に限ってグローバルな視野に立つ学問の時期〟があったことも半ば忘却されている。それはポントリャーギンをはじめとするソ連数学が世界の一中心であり、コペンハーゲンのニールス・ボーアを所長とする理論物理学研究所においてソ連からの俊秀が最も高く評価される仕事を次々と生んだ時代であった。ソ連は探検隊を北極海地域をはじめ世界各地に送った。そのかげで精神医療は次第に西欧的という意味で近代的形態をもって再登場するかにみえた。

スターリン時代はいまだ、ロシア人によってすら十分理解されていない。彼らはフルシチョフ時代初期の短い〝雪どけ〟時代のあと、スターリン時代を端的に否認し、あたかも存在しなかったかのごとく扱わんとしている。そして職務忠実なテクノクラート（アパラーチキ）と年金を保障された民衆との二重構造をとりつつあるごとくにみえる。その点に限り、ジェントルマンとパブリックの、〝ほとんど異なる人種より成る〟といわれたイギリスの一面に通じる一種の福祉国家の形態を思わせないでもない。もはや、唯物弁証法は熱心に読まれず、フルシチョフ時代以後、ほとんど新しい哲学書を出さず、教育においてはほとんど〝修身〟の時間のごとく扱われている。公式的ロシアは十九世紀ヴィクトリア朝イギリスよりもさらに無思想であるようにみえる。

逆に現代ロシアには巨大な対抗文化が存在するのではあるまいか。

一つは知識人によるものである。最も苛酷な時代にも、西欧よりもはるかに特権的なモスクワ大学生は、ブルジョワ文化研究の名のもとに、カフカの作品にすら接することができた。さらに、高給をもって遇される知識人の憩う黒海沿岸の別荘には暗黙の政治的不可侵性があった。いま一つの対抗文化は東方教会・ロシア正教である。現代ロシアほど教会で熱烈に祈りが捧げられ、厳粛に典礼が行なわれるところはない。ヴァティカンを除いて同時に一ヵ所で数万人の信者が神父の祝福を受けるところは、残存するロシア正教寺院以外にない。その自ら命名した〝大祖国戦争〟に民衆を動員する必要によるスターリンの信仰緩和に端を発し、ロシアにおけるひそかな宗教復興は今や底知れぬ深さを帯びたかのようにみえる。聖書がかくも高価にそして隠密裡に取引きされる国はない。二つの対抗文化は、知的選良の文化と大衆の文化として区別されるかにみえる。しかし、一見知的選良の文化とみえる例も、後者からまったく遮断されているわけではない。この二つの対抗文化の通底路を明文で表現しえたとき、ソルジェニーツィンは国外追放されざるをえなかったであろう。逆にいえば、二つの対抗文化が別個のものと内外に受け取られている限りにおいてソ連政府はこれを寛容しうるのであろう。

かくてロシアは、本稿の最終において論ずるもの——神なき時代——の除外例をなすかにみえる。その精神医学がシニカルなまでに唯物的（弁証法的唯物論でなく）であり、反体制知識人に対するハロペリドールの、抗パーキンソニズム剤併用を行なわない投与が、いかに告発さるべきであろうとも。

スターリン時代は、ロシアが再びロシアに引き戻されたときでもあった。少なくとも過去をふりむいたときであった。ロシア人が隊伍を組んで歩くことを始めた時代であった。スタハーノフ運動の時代であった。スタハーノフ運動は業績原理的な西欧の勤勉の倫理とも、成果にまして努力自体を評価する〝努力賞原理〟的な日本のそれとも異なる、ノルマの何倍（時に何十倍）を果たすかという端的な力と量の論理であり、〝力の英雄〟原理の論理であった。そして、このときほど英雄ということばが乱用されたときはない。「世界共産主義運動の指導的位置としてのロシア」であるはずが、次第に逆転した論理のもとに、世界資本主義に対する唯一の社会主義の砦を守ることが全世界の共産主義者の最優先の指導原理であるとされた。第三インターナショナルは形骸化した。

一九三四年から三九年に至るソ連史は謎である。スターリン個人の性格やロシア人の外国嫌悪に帰することは、浅薄のそしりをまぬかれないだろう。しかし、この時期、とくに三七年において第三インターナショナルとロシア国民のこうむった苦難は著しかった。その代価は何だったのか。四一年夏にはじまる独ソ戦の初期、ソ連軍は文字どおり潰走し、民衆ははじめドイツ軍を解放軍として迎えた。降伏したソ連軍の少なからざるものがドイツ側に立つロシア人師団を組織した。スペイン市民戦争末期におけるソ連の国益優先の態度が西欧知識人を決定的に共産主義に背反させ、中国共産党員はこの時期のソ連から派遣された指導員に失望し、後年の中ソ対立の最初の種子がまかれたのである。

逆に、ある意味でナチス・ドイツの戦争は、西欧に対しては自己を認知させるための戦争であり、東方に対しては十四世紀以来の〝東方侵出〟の継続であるようにみえる。少なくとも、彼らのついに実現しなかった戦後処理計画をみれば、そのように読み取れるのではなかろうか。

いずれにせよ、スターリン治下のソ連は、その性格の一環として、ロシア的科学を追求した。それは奇しくもアメリカがアメリカ的科学を追求したのとほぼ同時期であった。しかしその結果は移民の国アメリカと対蹠的であった。ゴーリキーさえ暗殺(?)された後の文化的不毛のなかで、ルイセンコの遺伝学、レペシンスカヤの細胞学、オパーリンの生命起源論とともに、パヴロフの条件反射学がロシア的科学として賞揚された。パヴロフのすべてがスターリン治下のソ連医学に継承されたわけでなく、一部はイギリスの行動科学の一源泉となる。またパヴロフは、革命的に自己の体系をすでに築きあげていた点でも、また端的な学問の純正性においても、ルイセンコと同日に談ずべき存在ではない。しかし、ソ連の科学政策は生物学・医学を広い文脈においては「唯物弁証法的ダーウィニズム」のもとに立つべきであるとし、狭義においては彼らの理解した限りでのパヴロヴィズム、すなわち、ネルヴィズムに基づくべきものと規定した。パヴロフ自体は着実に、精神医学的諸事実の説明へと実験を進めつつあった。そして、実験神経症からヒポクラテースの四気質に最もよく対応すると彼自身みなしたところの四類型を抽出し、さらに精神病に進んで、分裂病を条件反射学にいう超限的制止によるものとした。彼の死後、イワノフ＝スモレンスキーらは精神病理論をこの方向に追求し、ブイコフらは内臓疾患がいかに大脳皮質に左右されるかを実証した。しかし、脱スターリン下の時代に彼らの業績も行方不明になったようにみえる。医学が各分科を越えた統合性を失うことは歴史上ほとんどなかったが、スターリン治下のソ連医学は事実上この一元性を欠いていた。一九五〇年において最も詳密な病理学図鑑を刊行し、最も精緻な外科手術器具を開発したソ連医学は、他方、要人の血液疾患の診断に西ドイツの医師を招かねばならなかった。そしてスターリンは五三年、「ユダヤ人医師陰謀事件」と呼ばれる、彼の死後、まったくのフレームアップとされた事件のさなかに死亡した。彼はソ連医師団えり抜きの侍医たちへの不信のなかで、すなわち自国医学と医師への全き不信のなかで死亡した。

パヴロフの体系——それは具体的にして全体的たらんことをめざしたかに見える——の一部が行動科学に転化したとしても、ロシアにおけるパヴロフ主義精神医学の発達を阻んだのは、スターリンの死という外因もさることながら、奇しくもほぼ同じ年に精神医学に適用されはじめた向精神薬の登場によるものであろう。

20 〝向精神薬時代〟と巨大科学の出現

向精神薬の出現が、抗生物質の発見普及と同じ程度に革命的なものかどうかは、いまだ歴史に属さないが、しかし、ソ連化学工業のその面はこの変化を先取するほどに成熟しておらず、しかし、追随できるほどには発達していた（今日ソ連の精神病院で使用される薬物は資本主義諸国とまったく変わらず、ソ連独自に開発した向精神薬は寡聞にして知らない）。

そしてパヴロフ主義は大脳皮質を精神疾患の原因として重視していた。それは、大局的にはほぼ同時代に進行した、アメリカ・カナダにおける辺縁系概念の発見にきわまる脳生理学と対照的であった。付記すべきは、スターリン以後の時代において、ソ連が、アメリカのウィーナー（ロシア出身のユダヤ人で、一九三〇年前後のソビエト数学と同一主題を追求した）の創始したサイバネティックス（キベルネティカ）を公式に承認したことである。このことは、ロシアにおける厳密に科学的な脳生理学の再生をもたらした。さらにキベルネティカ研究の名のもとにかつての構造主義的言語分析の復活をはじめ、種々の知的活動が胎動しつつあるらしい。

向精神薬を可能としたものは、普仏戦争後のフランス愛国主義の高揚のなかで、ルイ・パストゥールがドイツのコッホに対してフランス科学の英雄、モデルとされるところからはじまる。すなわち、これまで何度もみたように交戦国が次第に相手の文化を取り込むことはもちろん、対立を意識することによって相手との相違を意識的に追求するためだけでも、結果的には微妙な相似性を帯びるようになる。細菌学的医学の時代、ドイツにおいてはコッホの三原則、すなわち、ある細菌をある疾患の病原菌といわしむる厳密な条件の定立が逆に自国の細菌学（とそこに学んだアメリカ、日本の細菌学）を純粋科学と規定したとすれば、フランスは、非医師パストゥールの多面的な活動のなかから、次第に予防法重視を経て免疫学研究の傾斜を強めてゆく。コッホのツベルクリンが、結核治療法として喧伝されたが、まもなく無効であることが証明されたのに対して、パストゥールは、それより早く狂犬病治療ワクチンに劇的な成功を収め、全ヨーロッパから患者がパストゥールのもとに馳せつけた。ついで炭疽菌に対するワクチン――（もっとも、菌の病原性発見自体はコッホ）。

そもそもパストゥールの研究は広範囲にわたる生化学、生物学の諸領域における決定的な業績であると同時に、深くフランス醸造業や蚕糸業と結びついていた。出発点は葡萄酒樽に付着する酒石の問題であった。つづく発酵の研究では発酵現象の原因を問うて乳酸菌の発見に至り、同時に嫌気性菌の存在を知り、さらに有名なパストゥール瓶を用いて自然発生説にとどめを刺したが、これは同時に今日なお pasteurisation の名を冠する低温殺菌法の開発によってフランス醸造業に多大の利益をもたらしたものであった。つづく蚕病の研究はこの病のために危機に瀕していたフランス養蚕業を救った。ここから次第に細菌学研究に深入りするが、この新たな方向づけはフランス医学近代化のチャンピオンとしての国民的支持を背景にしたものであろう（はじめフランス医師団は非医師パストゥールに冷酷、少なくとも冷淡であった）。しかし、彼はつねに応用への関心を失わず、各種の殺菌法や無菌法、予防接種の開発が次々に生みだされた。そしてコッホが厳格に弟子を育てていったのに対して、パストゥールはその研究所に多面的な活動を準備した。その後、アテネ、ペテルスブルク（レニングラード――革命後も存続し活動している！）、サイゴンなどにつくられる。パリのパストゥール研究所は現に分子生物学のメッカであると同時にフランス最大のワクチン製造業者でもある。そして二十世紀にはいって次第にフランスは免疫学重視の方向に向かった。

他方、〝偉大なるビルロート〟に象徴されるドイツ・オーストリア外科学が、しばしば大胆な手術を行なう（脳への侵襲は全例ことごとく悲惨な結果を生んだ）とともに、内科学との対抗意識もあって、「ただメスのみをもって治す」純粋外科学を指向し、一時期は、患者が薬物を求めても少量の葡萄酒か塩酸レモネイドしか与えないまでに至った。これに対して、〝教室の伝統〟なる思想になじまず、他方、百パーセントの死亡率に結果する手術の敢行などは許容しない、より自立的な市民階級からの圧力下に、フランス外科学は次第に止血、血管外科を通じて生体側の反応を重視するようになる。それは二十世紀初期の外科医ルリーシュの「外科学の哲学」に定式化されるところであり、次第にフランス侵襲学（被侵襲学と訳すべきであろうが）の系譜を形成していった。それはフランス精神医学・心理学が、精細な症状研究を前世紀にひきつづき行ないながら、外科学とは対照的に、きわめて静的な理論構築をめぐって論争が行なわれていた時期であった。しかし、一九三〇年代にはじまるフランスの知的鎖国とともに、フランス医学はほかの医学圏に知られなくなっていった。

ナチスの占領は、フランス医学を励磁したごとくにみえる。そしてドゴール側に投じて自由フランス海軍の軍医となった外科医ラボリは外科手術侵襲後のショックから着手して自律神経の不調和振動反応の概念に至り、ルリーシュ、レーイ、モサンジェの系譜につながる。ここでは彼は、交感・副交感の両自律神経系の反応をともに完全に停止することが可能ならば、術後の不調和振動反応とその〝針の振り切れ〟あるいは自律神経系活動自体の疲弊としての遅発ショックをなくすることができる、として、そのような薬物あるいはその〝カクテル〟――遮断カクテル――を開発した。これにもとづく冬眠麻酔という技術革新は急速に外科領域に普及し、これを一九五二年に精神科領域に適用したのがドレイであった。しかし、精神医学は物質としての薬物を外科学から導入したが、哲学のほうは導入しなかった。かわって〝薬理学的ロボトミー〟という、より陰鬱な哲学のもとにその精神医学における使用が発足したのである。向精神薬を生んだフランス外科学には「自然治癒力を科学的に解明し、その好ましい面と新たな病的現象をつくる好ましくない面の両面をにらみあわせて治療戦略を立てる」という〝外科学の哲学〟(ルリーシュの著書名)があった。精神科医が最も即物的とみなしがちな外科学に哲学があり、精神医学が薬物をメスのごとくに用いたのは笑って済まされない歴史の皮肉である。

それはともかく、薬物開発における不可欠な受け皿としての西欧製薬業は、ローヌ川、ライン川、マース川をつなぐ、一千年以前、聖ヒルデガルド・フォン・ビンゲンが西欧最初の薬学を発祥させたと奇しくも同じ、かつて〝僧院渓谷〟と呼ばれた地帯に存在する。ヨーロッパは氷河の侵食によって固有植物相が貧しい。地中海が回教徒の海となって、西欧が地中海世界から遮断されたのち（おそらく鎖国がわが本草学を生んだのと類似の事情によって）、また貨幣経済の縮小に伴って、西欧がみずからの貧しい植物相から薬物をみつけだす必要が生じたのであろう。そして、また、大航海時代が薬学的発見の時代であるゆえんもこの西欧植物相の貧困にあるのであろう。この渓谷はまた魔女狩りの最も激甚な一帯であったが、大航海時代における新大陸・アジアの薬物輸入は、中世における女性治療文化の撃滅を可能にした一因であるかもしれない。

この谷が三度目に歴史に登場するとき、それは、水資源か石炭かあるいはそのいずれにも恵まれ、知的で勤勉な労働者が住む地帯となっていた。十九世紀の産業革命は化学工業に及び、パーキンの合成藍がインドの天然藍を駆逐したことにはじまり、染料工業が成立する。これらの化学工業の研究室は厖大な種類の化学物質を造りだしていた。クロールプロマジンもサルファ剤も一九〇〇年をへだたる数年にして合成され、半世紀ちかい眠りを研究室の戸棚で眠った。これらのなかから低分子の抗ヒスタミン剤が、フランスのアレルギー性血管反応をはじめとする免疫学的研究あるいは血管性ショック研究とともに採用された。ラボリらの段階は、このなかから一つあるいはその組み合せでショック防止と冬眠麻酔を実現する段階であったが、そのために彼はこれらの「合成薬品の大貯水池」を利用することができたのである。それはまた、これらの染料工業から製薬工業が分化する過程に、抗生物質とともに巨大な加速を与えた。この分化を他方で加速したのはナチス・ドイツ敗戦による、レッペ反応群の公開にはじまるプラスチック工業の出発であった。製薬工業それ自体が巨大資本として成立した。

二十世紀前半を原理発見の時代とすれば、二十世紀後半は、巨大なエネルギー供給に支えられてその原理を極限まで延長して物質化しようとする原理応用の時代であるともみられよう。いわゆる巨大科学とはそういうものであり、これを可能にしたのは、第二次大戦後の社会経済の変化に伴う、科学の変化である。この変化は、たとえば、宇宙衛星から送られるノイズの多い情報を〝編集〟して微細な差異を可視的（たとえば火星の地形）とする技術からコンピュータ断層撮影が派生したごとく、巨大技術の波及が今や精神医学領域をもひたしつつある。この事実は医学の性格を変えつつあり、すでに癌とその治療の壮大なキャンペーンにみるごとく、高価複雑な方法が優先して追求される偏向は、大学における理化学研究が、政府を介し、あるいは直接、巨大資本と結合した莫大な研究投資の下における推進に取って代わられたことによって、ほとんど必然となるかにみえる。

もっとも、巨大科学の副産物を応用した検査技術には、しばしば患者への侵襲性を低下させる方向がみられることも注記する必要があろう。向精神薬の一つの長所は、その不快感、少なくとも爽快感を伴わないこと、であり、心理的依存の発展があまりみられないことも付記すべきだろう。

第二次大戦後、一般医療技術の、医師という個体への一身具現性は大幅に減少したが、このことは相対的に精神医学を他からきわだたせることとなった。向精神薬の出現は、むしろ、医療技術の太古よりの一身具現性の最後の砦ともいうべき精神療法の適用範囲を大幅に拡大し、また、両大戦間における分裂病への精神療法家のごとき例外的存在でなくとも、普通の精神科従事者が可能なものにしつつあるかにみえる。

21 神なき時代の西欧精神医学

ヨーロッパにおける「神なき時代」がいつ始まったのか、を言うことは困難である。ウェーバーは、すでに、ピューリタニズムのなかに、父なる神が死滅し、次第に神なき時代へ向かう過渡現象をみていた。むろん、それは本質的に十九世紀人であるウェーバーの思想であり、彼の父との特殊な関係をも念頭に置かねばならないだろう。しかし、英語史においてself-（自己）という前綴を持った単語がにわかに簇出するのは、十六、七世紀、つまりその時代である。カトリック圏の言語においては、この現象は著者のみるかぎり生じなかった。むろん、二十世紀になると、autocritique（自己批判——はじめはロシア語ではないかと思う）という奇語まで生じたけれども。

むろん、この「自己」ははじめ、神の前における自己であり、カルヴァンでなくルターの言であるが「信仰によってのみ義とせらるる」自己であったろう。しかし、次第に自己がひとり歩きをはじめたことは事実である。次第に「自己」主張は西欧人のもって美徳とするところとなった。中世西欧人にとって、それは慮外のことであったはずである。またルネサンス人はさまざまの自己主張を行なったようにみえるが、しかし、彼らの自己主張は、政治的・日常的な自己の主張であった。たとえばマキャヴェルリは、自己の政治的生命が完全に断たれたときに、その全き断念においてあの激烈な、しかし冷静な自己主張を行なったのである。一般にルネサンスにおいては「自己」よりも「宇宙」のほうがはるかに問題であった、それがいかなる宇宙であるにせよ。

ルネサンスの商人たちは決して神を否定しなかったが、彼らはもし神が存在した場合にそなえてどの程度投資すべきかを乾いた思考で計算したのであり、「どれ、一般的善とやらに今日は割りあてるか」は彼らの日曜日の朝にルネサンス都市の広場において交わされる挨拶でありえた。そこにシニシズムとともにひそかな神への畏れを読み取ることは可能であり、免罪符もこの文脈において眺められるべきであろう。

特に、魔女狩りに対する抗議者、なかんずくワイヤーは、今日、進歩＝蒙昧の軸でとらえられているのとはいささか異なり、その抗議を「魔女狩りにくみする者、特に医師にしてそうである者は、医師（あるいは人間）として謙抑の美徳を忘れ、人が人を審くという傲慢《ヒュブリス》の罪を犯している」という文脈において行なったというほうが、より真相に近いだろう。ジャン・ボダンのごとき主知主義者はかえって魔女狩りを推進したのである――仮想された「魔女の文化」を暗く、蒙昧な、遅れた汚ないものとして（当時、〝中世的〟ということばはまだなかったが）。

しかし、神の前にただ一人「自己」として立つというピューリタニズムは、次第に「自己」を肥大させたのではなかろうか。そして、神が次第に遠のくとともに、肥大した自己だけが残った。それは単なる前綴でなく、ego という、ラテン語においては稀れにしか使用されない単語を借用して、次第に自立的となった。「個室の成立」より遅れること約一世紀である。

シャフツベリーやヴォルテールに代表される、一般に外向的であった十八世紀には、感覚する主体としての人間に焦点が当てられた。ドゥ・ラ・メトリーの人間機械論は、性急にその主体をも否定したが、このいささか軽佻な唯物論者、フリートリッヒ大王の被庇護者であった医師が、その小冊子を「人間は溝にあふれる草、墻《まがき》に咲く花と何ら変わるところはない」という意味の一句で閉じるとき、「人はみな草のごとく、その栄光《さきわい》は草のごとし」という聖書の一句の残映がみえないわけではない（メトリーは最後の一節に至っていささかパセティックである）。

十七世紀から十八世紀にかけてデカルトは、「われ思う、ゆえにわれあり」のテーゼよりも、ニュートンにとって代わらるべきであるのになお幅をきかせている旧式な渦動説物理学の象徴として、知識人に意識されていた。デカルトは、つねに唯我論ではないかという暗黙の、時には公然の非難にさらされていた。そしてデカルトは、「われ思う、ゆえにわれあり」の発見の感謝として聖母に奉献している人物、ティコ・ブラーエ、ケプラー、ガリレオの物理学よりもむしろスコラ哲学のほうに精通していた人物、「すが目の少女」のはかない回想を生涯心にいだきつづけ、またエリザベート王女への書簡にだけ、独我論の告白を洩らしうるほど、この王女への信頼と愛着を持っていた人物であった。そしてデカルトはオランダで商人たちのささやきを鳥のさえずりと聴きつつ、〝思想も凍る〟スウェーデンに赴き、午前五時にクリスティーナ女王に講義して肺炎に斃れた、矛盾に富んだ人物であった。デカルト、ライプニッツ、そして二十世紀の（本質的にはヴィクトリアンであった）ラッセルまで、この系列の思想家は二重の思想——顕教と秘教というべきもの——を持ちつづけた。西欧で独我論を公言することは今日なおほとんどタブーであり、ヴィトゲンシュタインがその論理学的論考の公式的価値を疑問視されつつ、なお熱烈に読まれるのは、この公言——と人が解したもの——に最も大胆であったからではなかろうか。ただラッセル、ヴィトゲンシュタインにおいては、事が逆転して、秘教は、ほとんど熱烈な、神なき信仰告白に近いものとなっているけれども。

一方、神が、いわば〝攻撃側〟の力によって無力となっていったというのは、あまりに単純にすぎよう。

まず、カトリック教会は叙任権闘争以来、数世紀の混乱に疲弊していた。法王庁の権威が最も高まったとみられているインノケンティウス七世、グレゴリウス八世の直後に対立教皇の時代が接続する。時には三人の教皇が同時に存在した。このような、国民国家の勃興に先駆する聖俗の闘争があり、中世俗権の武力におおいに依拠する十字軍の悲惨があった。それは中世の最もすぐれた騎士を異境に斃れさせたが、教会もまたひそかに深く傷ついたのである。そして、ルネサンスにおいて周知のごとく、法王庁は、その名のごとく薬種商出身であるメディチ家のなかにとり込まれ、銀行家・鉱山王フッガー家がカトリック司教たちの破産を救い、免罪符がその支払いに宛てられたのであり、ピューリタニズムが復古運動として出発したことは周知のごとくであった。対抗宗教改革も、また、騎士道と「闘う教会」への復古運動である一面を持っている。ピューリタニズムが原始教父時代への復古であるとすれば、対抗宗教改革は、民族大移動の波に没せんとするローマ帝国の民衆の護民官の役割を果たそうとした、行動する神父たちの姿を彷彿とさせないでもない。しかし、イエズス会は例外的存在であり、典礼問題を契機に一時廃止を命ぜられる。それはほぼイエズス会が利用したところの商業植民主義の終焉とその産業革命への交代の時期に一致していよう。

十六世紀以後、カトリック神学が次第に国民国家における大学に移行し、神についての瑣末的な論議――聖霊がマリアの体内に入ったとき快感を感じたか否かのたぐい――が横行するに及んで、この神を「もの」とみなす神学は（今日でも、宇宙において地球にのみ神がその子を送りたもうたのか、それはなぜか、それも銀河系に多数存在すると推定される高等生物の住む星にも送りたもうているのか、そのときの御姿はその星の住民の姿なのかというたぐいの議論が存在する）、神の死を加速し、同時に自我を自立的な「もの」とする傾向を強化したのではないかと筆者は思う。少なくとも啓蒙思想は、この種の宗教的〝蒙昧〟に対立することができる何ものかでありうる。それはおそらくアンリ・ベイルの批判的な〝辞典〟にさかのぼるだろう。

とにかく俗人による人間心性、とくにその暗い面への探究は、退潮しゆく神父、司祭、牧師の生んだ空白に誘致され、ついに精神科医が彼らの代理を行なうようになった。

公衆が精神医学書を読むことも十九世紀に始まっている。それは決してフロイトを俟ってのことでなかった。十九世紀の大作家たちは、しばしば精神病院の見学や精神科医の講義から霊感を得ていた。神童ウィーナー（サイバネティックスの創始者）は七歳のころ、シャルコーの著作に親しんでいる。ついに二十世紀中葉に至って、聖職者が精神医学を学ぶに至った。

そして、一九二〇年代から徐々に始まった結核の弱毒化が五〇年代ににわかに顕著となるにおよんで、きわめてメンタルな面をもち、長期の治療を要し、常に再発なきを保しがたく、青少年期に発病して多数の慢性患者を生むという結核の位置を、精神疾患、とくに分裂病が占めるに至った。これは分裂病者の芸術作品への注目から分裂病親近的な人々の文学、芸術、科学における活動の大幅な承認といった反映を生み、時に、精神病理学において分裂病の物神化とでもいうべき現象を生じたが、一般の分裂病者の位置は改善せず、ナチスの「夜と霧」以後、精神科医、精神医学、精神衛生が公衆から深い疑惑の眼でみられるようになった。ドイツでは、「夜と霧」に関与した大学教授は自殺あるいは裁判に付され、むしろ軍医として前線にあった層によって、シュナイダーを中心に再建された。しかし、人類遺伝学は二〇年にわたって禁句とされた。一時は精神科医は公衆によって犯罪者視されるに近い状態となり、精神科を選ぶ医学生が激減した。またフォン・バイヤーによる、補償のための、強制収容所全生残者の精神鑑定が、極限状況においてはほとんどすべての人間が精神異常を来たしうることを明るみに出し、西ドイツ精神医学は生物学主義からにわかに状況論、あるいはトータルに人間を見ようとする意味での人間学を重視し、あるいはイギリスに学んで社会精神医学を前面に出すに至った。

一九六〇年代に至って、激烈な精神病院改革、あるいは端的な精神医学否定、精神疾患否定の叫びが全世界にみられ、より穏やかな人たちも、元来は第二次大戦直後に始められたイギリスのナショナル・ヘルス・サービスにおいて「患者を専門病院からただちに一般開業医《ジー・ピー》へ」というシステムのために精神科領域に生じた空白を埋めるべき中間施設と、その背景をなすイギリス社会精神医学を採用する動きをみせた。一方、巨大精神病院は解体に向かい、しばしば一挙に半減あるいはそれ以上の患者退院が、特に数千床から二万床におよぶ巨大病院を保存していたアメリカで行なわれた。この結果がどうなるかはとうてい歴史に属しているとはいえないが、そのため、1,476病院に295,544床を持つわが国の精神病院（一九七八年。一九八一年に一八〇〇病院、三二万床余）が、おそらく世界最大の精神患者入院治療国となった。ただしソビエトは特殊な制度を持っており実状が判明のないので、あるいは……、という保留はありえよう。

他方、第三世界における西欧流精神科医は、いまだ一国に数十人から百数十人であり、フランツ・フォノンのごとき例外を除けば、彼ら自身の声はようやく開かれはじめたばかりである。また、一九二〇年代に始まる初潮の若年化を皮切りに、文化や政治体制のいかんを越えたグローバルな現象――たとえば〝学生革命〟――が生じるようになっている。この世界同期化は両大戦による同期化かもしれないが、その帰結はもとよりいまだ歴史に属さない。

22 ヨーロッパという現象

ヨーロッパは、人類史上、画期的な、そしておそらくは例外的な現象であろう。

人類が地上に出現して以来、地理学的に大きく地球を変貌させた現象には、少なくとも三つがある。第一は最初の農民である焼畑耕作民の出現であり、それは、地上の一次林を漸減し、絶滅にさえ向かわせつつある。人工衛星による撮影がはじめて明らかにしたごとく、今日なお、たとえば中央アメリカの焼畑耕作の煙は大西洋を越えてアフリカに達している。第二は、遊牧民による過放牧であり、多くの森林や草原を砂漠に変えた。第三が資本主義である。

しかしまた資本主義は、古代都市とそれを中心とする古代大帝国の成立（十八世紀以来のヨーロッパ人がcivilisationと呼んでいるものの成立）と並んで、大きく社会経済を変えた。

古代都市の成立は、技術史家ルイス・マンフォード(25)によれば、すでに人力による巨大機械の成立であり、今日まで連続する事態であるという。逆にみれば、古代都市の成立あるいは一般にcivilisationとは、人類文化の人間個体への一身具現性の急激な低下である。医師はより古い層より出て、この一身具現性を少なくとも最近まで残していた。特に精神科医は、その意味でも王や売春婦とともに〝人類最古の職業〟といいうるであろう。医療が〝技術〟という言葉に尽しえないものを持ち、このことばに感覚的にもなじみえないのはそのためであろう。売春婦の〝技術〟がきわめて一身具現的であるのにやや劣るとしても（筆者は戯れに言うのではない。下位文化としての〝治療文化〟全体を問題にしているのだ、古代中東の神殿売春を特筆するわけではないが)。

しかし、西欧は、非西欧にとって、何よりもまず、西欧を中心とする資本主義経済とその文明に全世界を強制加入させる強大な力であったし、今日なおありつづけている。この強制加入力が西欧を人類史上最も特異な現象にしている、西欧が非西欧の反撃をつねに恐れつづけたにしても。

なるほど、われわれのものも含めて、今日、精神医学とは、ほぼ西欧精神医学である。これは西欧が――おそらくその傲慢《ヒュブリス》によって――acculturation(文化同化)と呼ぶものが、精神医療に及んだ結果である。まなざしがすでにそうであるとすれば、その対象もまた、文化同化された社会、すなわち西欧文明への強制加入をこうむりつつある社会の枠外を出ない。少なくとも筆者は、宣教師より先に精神科医が足を踏み入れた社会を知らないし、たとえそういうことがあっても、ことの本質はかわらない。かくて、いわば自らの尾を追う犬のごとく、閉じた円環のごとく、西欧精神医学は普遍精神医学のごとく、ほとんど必然的に、自他の眼に映じるのである。

しかし、西欧は、はじめから勝ち誇った存在として立ち現われたのではない。地理学的にアジア大陸の西端の小さな半島であり、近代においてもしばしば、その本来の矮小さに還元されることを恐れつづけてきた。

端的に西欧に自信を持たせたのは、産業革命であった。それまでは、二次にわたる囲い込み運動の結果、イギリスが農業の代わりに羊を飼いはじめたとき、その羊毛はインドに送られて織られたのであり、マニュファクチュア・インドに比して一次産業国の位置にあった。

産業革命は自国民の搾取をもって始まり、非西欧民族の搾取にきわまる。インドにおいては織工の右肱を断つことさえ行なって、そのマニュファクチュアを撃滅したのがイギリスである。西欧の倫理が、勤勉の倫理から端的な支配の倫理に変化したのもまことにやむをえなかった。この倫理が（キリスト教宣教と並行しつつ）白人を神の荷託を受けたものとし、端的に〝原住民〟が彼らを神と呼ぶのをしばしば拒まなかった。そのようなものとして彼らは威信の保持と艱難への自己規律の倫理を支配の倫理の一つの枝として生みだした。それは、彼らこそ理性を持ち、自我を持つ存在であるとした。この時期が分裂病の発見期と重なることは偶然でない。

つねにではないにしても、彼らは、「理性」対「非理性」の文脈において狂気を考えた。その行きつくところ、非理性の極北が分裂病となる。レヴィ＝ブリュール自身が後年否定したにもかかわらず、その『未開社会の思惟』より抽出された〝融即の原理〟は、非西欧人と小児と狂人とに共通な思惟とされた。

〝文化同化〟されたわが国においては、明治維新以後、その知識人は、自らになく西欧人が自然に持ちえているものとして「近代的自我」を想定し、それを熱烈に追求してついに及ばないとする。この「近代的自我」の追求はおそらく二葉亭四迷にはじまり、小林秀雄あるいは中村光夫とその追随者たちにきわまる。しかし、奇妙なことに「近代的自我」なる語は西欧人のほとんど用いない稀語である。筆者は、これを魔女狩りのあとに西欧に出現する「無垢なる少女の神話」と一種の対をなす神話、「近代的自我の神話」とみなす。すでに述べたように、西欧においては syntagmatism（統合主義）の破産と「無垢なる少女」の犠牲においての paradigmatism（範例主義）による出直しが〝西欧〟をつくった。魔女狩りの事実は深く抑圧され、事実、それをヨーロッパの過去に存在した深刻な事実として歴史家が取り上げるのは十九世紀中葉である。

ヨーロッパよりもわが国における世俗化は早く、著しい。江戸幕府はほとんどその成立と同時に檀家制度によって布教を禁じ、教育と医師の世俗化を行なった。これに対してフランスにおいて公立学校における宗教的教育が禁止されるのは十九世紀も終末であり、二十世紀においても神学者・神父にして医師は存在し、看護婦の相当部分は修道尼である。したがって、わが国では、魔女狩りを経ての出直しでなく、はじめから paradigmatism による近代化過程が発足しえた。

ところで、山口昌男氏(26)の指摘されるごとく、異端排除の論理は、魔女狩り以来、精神病院への隔離を経て、細菌学における殺菌による治療まで一貫したものであるといいうるであろう（これに外科学における切除を付加すべきかもしれない）。氏は、この排除の論理のマイナスを指摘されつつ、病いとの共存、という考えを提示される。そして、マイナスとしては、病気がますます強靱なものになる、ということとともに、宇宙的想像力ともいうべきものの貧困化をあげていられるようである。これは、私の用語でいえば syntagmatism から paradigmatism への転換とともに始まった過程であろう。しかし、西欧においては、syntagmatism や宇宙的想像力は決して根だやしにされたわけではなく、現に、人間学、とくに内科医出身のヴァイゼッカーの強調するところと思われる。むしろ、わが国の近代医学においてこそ、一つは輸入した学問であることのゆえに、一つはおそらく、わが国における syntagmatism の伝統の乏しさと、江戸時代における、そのほとんど根だやしともいうべきもののために、この貧困がきわだっていることを思いみる必要があるかもしれない。

なお、排除・選別の論理は、あるいは人類史上、農業社会の成立とともに出現したものかもしれない。森林を伐採し、有用な植物を選び、栽培し、雑草を抜き、生産品を貯蔵する、という営為は、この論理のものであり、同時に森が異域として、おどろおどろしきものの棲み家に転化する。特にわが国農民は二千年の勤勉ののちに、世界最強の雑草をつくり出した（中尾佐助『栽培植物の起源』）ことを思いみるべきだろう。

しかし、根はさらに深く、西欧の成立自体にあるであろう。西欧は、最も多く、相矛盾するものを摂取して成立し、成長した文明である。ここでは、二、三の文明との比較にとどめよう。

彼らは、袂を分かってインド亜大陸へ向かったインド・ヨーロッパ語族同胞とは違って、輪廻転生を信じなかった。人生は一回限りのものである――これはごく少数の例外を除き、前ソクラテス派から現代の哲学者までを一貫している思考である。これは一般には歴史意識を、特殊には現実における個我の意識を指向するだろう。また、西欧人は宇宙とその始源以来の時間をインド人に比べてきわめて狭く短いものと考えた。これもまた、個我の相対的無力を減殺する方向に向かうだろう。

インド大乗仏教の哲学者は、「万物は束ねた芦《あし》のようにたがいに相依り相待つもので、すべてのものはそれ自体としてはあるともないとも言えない」（ナーガールジュナ）、「とくに意識と世界との関係がそうである」（ヴァスバンドゥ）と考えた。これに対して、西欧では原子論が主流である。またウパニシャッドの哲学においてはもっぱら自我《アートマン》が、大乗仏教哲学においてはもっぱら意識が問題になる。西欧では自我と意識はしばしば等置された。それゆえに無意識の存在を西欧はかたくなに長く拒みつづけたのであろう。むろん大乗仏教に「自立中観派」があり、西欧にも相依相待の哲学はあるが、それらはいわばじゅうたんの裏模様である。また、ヒンズー教徒は人間よりも牛を上位に置いたが、西欧はつねに人間を最上位に置き、人をつねに神の肖姿と考えた。インドにおいては西欧における意味での神はなく、仏教においてははじめから無神論であり、人格としての仏陀もつねに遠のいて非人格化し、手の届かぬ彼方にゆく傾向があった。

カースト制に比すれば、ギリシア・ローマの奴隷制や中世農奴制もはるかに流動的であった。このこととインドにおける教会の不成立とは関連性があるだろう。おそらくカースト制と教会とはほとんど相容れない。たしかに仏教はカースト制を否定した。仏教はその無我論と縁起論——一切物自性空——とカースト制否定によって、ヒンズー教における一種の清教徒《ピューリタン》革命の色彩を帯びる。それが修道院に比すべき僧舎《サンギャ》を成立させたのであろう。しかし、仏教は大乗に至ってほとんど別々といえるような二宗教に分解する危機に至った。覚者向きと大衆向きの二つであり、後者のためには涅槃に代わって西方ペルシャより輸入された浄土が用意された。これに対して教会は、このような分解に対してつねに用心深く、グノーシス派から中世神秘主義を経てティヤール・ドゥ・シャルダンに至るまでの少数者のための秘教主義にきわめて警戒的でありつづけた。一方で教会は、護民官のごとき現実活動を行ないつづけた。

実際、教会は、西欧にきわめて独特なものである。それはそれ自身の法と体制を持つもので、西欧は聖と俗との二重の支配を維持するために、はなはだしい緊張と動揺を代価として払わねばならなかった。これは東欧の皇帝教皇主義あるいはイスラム世界の教皇制のあずかりしらぬ緊張であった。またユダヤ教、イスラム教、ヒンズー教と異なり、聖典をそのまま世俗の法とすることもほとんどなかった。魔女狩りの際に旧約の一節が典拠とされたのはむしろ例外である。これは中世においても西欧に大きな自由を与えた。実際、伝統的には西欧はイスラム世界を、ギリシア・ローマ世界を西欧に引きつぐための必要悪とみなし、最近ではイスラム世界を西欧と並べてギリシア・ローマ世界の継承者とする——ともにヘブライズムの継承者でもある——が、西欧が継承し、イスラム世界が継承しなかったものがあることにも注目すべきである。それはローマ法であり、ユスティニアヌス法典であった。コーランがただちに世俗の法でもあるイスラム世界においてはローマ法の継承は不可能である。この相違が西欧における〝法の支配〟を生み、イスラム世界における一つの不安定要素となった。教会の不成立と相まって、イスラム世界においては、コーランによしとされていること以外をなしてはいけないのか、コーランによからずとされていること以外は許されるのか、について思想から日常行動に至るまでの揺らぎがあった。前者の見解の最終的勝利はイスラム思想の発展に終止符を打った。これに対して〝法の支配〟は、いかに苛酷であっても、個人が自らの行動に対してある程度の自由と計算可能性を与えるものであった。

イスラム世界は「マルヤムの子イーサー」をムハンマドに次ぐ預言者としたが、しかし、彼らの目には、〝ファリンギ〟（キリスト教徒）は、死刑台を象徴とし、禁欲を強調する陰鬱な人たちに映じた（『千夜一夜物語』には、キリスト教徒の王女が改宗してイスラムの王子と結婚し、翳りなき性愛の喜悦のなかで真の幸福を味わう話がある）。

しかし、イスラム教徒が陰鬱とみなしたもののなかにキリスト教のパン種があったのであろう。キリスト教世界におけるアタナシウス派のアリウス派に対する勝利と、その結果としての三位一体説の定着は、神の前に逃れえざる個人として立つ西欧人に、矛盾に対する感覚を研ぎ澄ます結果となった。同時にマリア信仰はそれを補完する役割を担った。それはようやく十八世紀の啓蒙主義に至って嘲笑の対象となる。

西欧は、また、世界が次第に好ましい方向に向かい、人類社会が進歩するとみる点で特異である。大多数の文明はむしろ世界は次第に頽落しつつあるという信念あるいは神話を持っていた。この進歩への信念は、先行文明を学習しつつ自らを確立する文明に特有のものかもしれない。日本あるいはアメリカにおける、進歩の信仰の抵抗なき受容が考えあわせられる。

進歩とはなかんずく、邪悪なるものの排除であった。この観点からするとき、魔女も、働かざる者も、理性をもたざる者も、伝染病者も、いな病いもその原因たとえば細菌も、医学においても看護においてもひとしく排除清掃されるべきものであった。病気あるいは病者との共存は今後の課題となろう。

進歩と排除の伝統は次第に前景に出で、近代においては、神にとって代わる科学をその表象とする「進歩の宗教」(ドーソン)に近づいた。「神は死んだ」とニーチェが宣告してから久しい。

おわりに――〝神なき時代〟か?

しかし、ほんとうに西欧において神は死んだのか。それは、なお歴史に属さず、少なくとも、西欧をそのような社会とみるのは実はなお早計だろう。精神科医が性の問題を患者にきくことは今日まったくといってよいほど自由となったが、なお信仰について尋ねることはタブーであり、尋ねるときは「あえて」尋ね、語ってくれればそのことに特に感謝するものである。信仰は性よりもなお内奥の秘密であることが公衆と医師のあいだに揺るがない黙契としてある。

二十世紀は、そのさまざまな混乱の果てに、結局は、精神科医を患者にひどく近寄せた。このことだけは、言いうるだろう。十九世紀の精神医学は、全体として、ロシア農民の諺のごとく、患者からみて「皇帝《ツァーリ》は遠く、神《ボージ》はなお遠い」と嘆かせるごとき存在だった。このタイプの精神医学は、一九六〇年以後、まったくほしいままな批判に委ねられている。それは、なお存在しているけれども、しかし少なくとも現下の状況は、その形骸性を証するものであろう。

おそらく、新しい問題は、精神科医と患者の距離の——遠さでなく——近さから発生するであろう。いや、現に発生しているといってもよいであろう。〝司祭〟を越えてほとんど〝万能者〟〝全知者〟として患者に臨まんとする医師の内なる誘惑が（実は医療の技術的未成熟による面が大きいであろうけれども）、今日ほどたやすく診察室で実現しうるときはおそらくない。精神科医は、かつて司牧者が内面の闘いを戦ったにも似た内的誘惑に直面している（しかし、それは同時に〝よるべなき救済者〟をつくりだしている）。精神科医が、神の消滅しつつある時代に司祭あるいは神にとって代わろうとするのか。この誘惑の禁欲において医師としての同一性を保持しつつ患者に対しつづけうるのか。これはおそらく西欧精神医学の問題であるとともに、その枠を越えた現代の問題、特に日本（とあるいはアメリカ）の問題であろう。

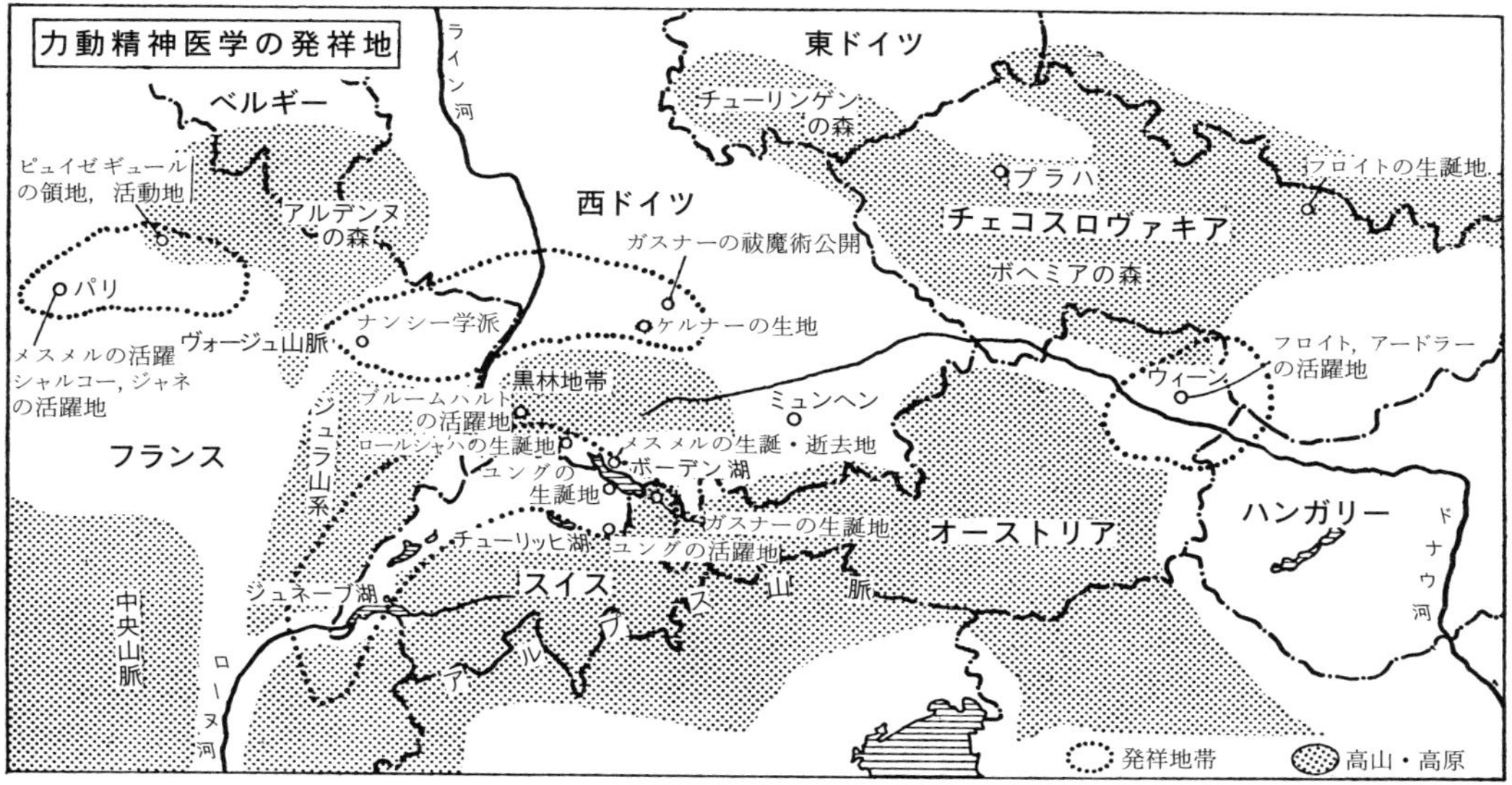
力動精神医学の発祥地
ベルギー
ライン河
東ドイツ
チューリンゲンの森
ピュイゼギュールの領地，活動地
アルデンヌの森
西ドイツ
プラハ
フロイトの生誕地
チェコスロヴァキア
ガスナーの祓魔術公開
パリ
ボヘミアの森
ナンシー学派
ケルナーの生地
ヴォージュ山脈
メスメルの活躍
シャルコー，ジャネの活躍地
フロイト，アードラーの活躍地
ウィーン
黒林地帯
ブルームハルトの活躍地
ミュンヘン
ジュラ山系
ロールシャハの生誕地
メスメルの生誕・逝去地
フランス
ボーデン湖
ユングの生誕地
ハンガリー
ガスナーの生誕地
オーストリア
チューリッヒ湖
ユングの活躍地
ドナウ河
スイス
アルプス山脈
ジュネーブ湖
中央山脈
ローヌ河
発祥地帯
高山・高原

注

第一章

(1) M. Schrenk: Über den Umgang mit Geisteskranken, Springer-Verlag, 1973.

(2) L. Wittgenstein: Letters to Russell, Keynes and Moore, Basil Blackwell, Oxford, 1974.

(3) R・ニジンスカヤ『その後のニジンスキー』(市川雅訳、現代思潮社)。原本発行年、未詳。

(4) H. C. Rümke: De psychische stoornissen van de gezonde mens (〝健康人の精神障害〟) *in* Nieuwe studies en voordrachten over psychiatrie, Scheltema & Holkema, Amsterdam, 1953, Psychiatrie 3 vols., Scheltema & Holkema, Amsterdam, 1960, 1971. および中井久夫「リュムケとプレコックス感」(『季刊精神療法』三巻一号)に邦訳をおさめた Het Kernsymptoom der Schizophrenie en het "Praecoxgevoel", Nederlandsch Tijdschrift voor Geneeskunde, 85(4), 4516, 1941 参照。リュムケは自己の内面に生じる感覚に特に鋭敏な人であったことが彼の著作から窺われるが、またナチス占領下の自由な対人関係からの遮断がそれを自覚させる契機の一つであったろうことは前掲一九四一年論文の語り口からも察せられるところである。

(5) 安永浩「分裂病症状機構に関する一仮説――ファントム論について」(土居健郎編『分裂病の精神病理』1、木村敏編同3、東京大学出版会)。

(6) 木村敏「分裂病の時間論」(笠原嘉編『分裂病の精神病理』5)。

(7) 中井久夫「分裂病の発病過程とその転導」(木村敏編『分裂病の精神病理』3)。

(8) P・シェパード『狩猟人の系譜』(小原秀雄・根津真幸訳、蒼樹書房)参照。筆者はシェパードの狩猟採集民の絶対的讃美に必ずしもくみしえないが、農耕(牧畜)文化特有の倫理の絶対化にもくみしない。この点で、文化精神医学がいわゆる culture-bound syndrome として universal syndrome と対比させるものは、農耕文化の範囲内での文化結合性であり、その多くは過渡的な文化変容に伴って起こるものである。後者を普遍的ということも農耕文化成立後の〝普遍〟にすぎないのではないか。そしていずれも西欧中心的であり、西欧文化からの離隔性に依存して、たとえば、ジャワとニューギニア高地民のごとき著しく異なる文化を並列的に網羅する。

狩猟採集民についてのほぼ妥当な知識は、E・R・サーヴィス『狩猟民』(蒲生正男訳、鹿島出版会)によって得られようが、ここでは主にブッシュマンを例にとり、また主にE・M・トーマス『ハームレス・ピープル』(荒井喬・辻井忠雄訳、海鳴社)、田中二郎『ブッシュマン――生態人類学的研究』(思索社)、木村重信『カラハリ沙漠』(講談社文庫)を参照した。それぞれ調査地域は異なるが、それを越えてとくに第一のものに深い感銘を受けた。ハームレス・ピープルとは彼ら自身の民族名の英訳である。田中二郎氏のものにはブッシュマンの相互性と分配哲学および「冗談を言いあう関係」が主要な意味を持っていることが記されてある。なお本論文では、複雑な社会構造をもち、シャーマニズムの発達したシベリア、北西アメリカの狩猟民を除外した。けだし、これらの成立はブッシュマン、ピグミーに比して相対的にきわめて新しいものであり、あるいは二次的なものと思われるからである(ブッシュマン、ピグミーがアフリカ最古の民族であることには、ほぼ学界の合意が存在するようだ。一方、南米には歴史時代、それもごく最近――第二次大戦後――に農耕民から狩猟民に変化した例がある)。

(9) たとえばC・ジークリスト『支配の発生――民族学と社会学の境界』(大林太良ほか訳、思索社)、また注(8)の田中二郎の著書。

(10) S・ギーディオン『永遠の現在』(江上波夫・木村重信訳、東京大学出版会)。

(11) 中井、注(7)論文。

(12) 安永、注(5)論文。

(13) P・マタネ『わが少年時代のニューギニア』(原もと子訳、学生社)参照。マタネ氏はパプア・ニューギニア国駐米・国連大使であって、〝一身にして二世を生きるごとく〟ニューブリテン島の一部族民から国連外交官となった氏が「日本語版への序」のなかで、「親には子供を育てあげる責任があります。これは農夫が作物の世話をするのとちょうど同じことです」と述べていることは、人格の陶冶を農作物の世話をモデルに考える二宮尊徳の語り口を思わせる。おそらく両者は「共に語り合える」〝農民〟なのである。たとえ、一方が焼畑掘り棒(ハック)耕ヤム芋サトウキビ農民、他方が園芸的洗練に達した米作農民の世界に身を置くとしても。

(14) P・ヴァレリー「ロビンソン」。貯蔵と時間意識の変化とについての的確な表現。

(15) 松枝張『エティオピア絵日記』（岩波新書）に負うところが多い。またエティオピア宮廷派遣の日本人女官の体験記に、松本真理子・福本昭子『裸足の王国』（カッパ・ブックス）がある。

(16) 安丸良夫『出口なお』（朝日新聞社）。とくに出口なをの神がかり前後、その村に精神障害者が同時多発する状況をみよ。牛乳店、人力車夫、牛肉店をはじめる者に多く、これらの新職業にむかう者をとくに捉えて同時に金光教が村に進出する。わが国明治十年代の〝文化変容〟は激甚だった。しかし、文化変容において多発するものは分裂病でなく非定型精神病であるように思われる。現に多くの文化依存症候群は非定型精神病に親近的であろう。

(17) H・S・サリヴァン『現代精神医学の概念』（中井久夫・山口隆訳、みすず書房）の「解説」。

(18) 飯田真・中井久夫『天才の精神病理』（中央公論社）。

(19) B・ラッセル『西洋哲学史』（市井三郎ほか訳、みすず書房）。

(20) 中井久夫「分裂病の慢性化問題と慢性分裂病状態からの離脱可能性」（笠原嘉編『分裂病の精神病理』5）。

(21) J. Huxley, E. Mary, H. Osmond, A. Hoffer: Schizophrenia as a genetic morphism. Nature, 204 (4955): 220–221, 1964. ——井上英二「類型と疾患についてのエッセイ」（台弘・土居健郎編『精神医学と疾病概念』東京大学出版会）による。

(22) H. J. Eysenck, S. B. G. Eysenck: Pszchoticism as a dimension of personality, Hodder and Stoughton, London, 1976. 異なったアプローチであるだけに注目すべき抽出である。夫妻はこのアイデアを二〇年間あたためていたという。

(23) 中尾佐助『栽培植物の世界』（中央公論社）。

第二章

(1) 土居健郎『「甘え」の構造』（弘文堂）。

(2) 下田光造「躁鬱病に就いて」（『米子医学誌』二―一）、H・テレンバッハ『メランコリー』（木村敏訳、みすず書房）。

(3) 安丸良夫『日本の近代化と民衆思想』（青木書店）。

(4) 守田志郎『二宮尊徳』（朝日新聞社）。

(5) 土居、前掲書。
(6) 木村敏「うつ病と罪責体験」(『精神医学』一〇―三九)。
(7) それは「日光御神領村々荒地起返方仕法附百行勤惰得失雛形」の形をとって弘化三年(一八四六)に一応の完成をみる。大部分が一種の数値表あるいは関数表の形をとったものである。
(8) 歴史心理研究会(一九七四年)における Irwin Scheiner の発言。
(9) 大野晋『日本語をさかのぼる』(岩波新書)。
(10) 飯田真・中井久夫『天才の精神病理』(中央公論社)。
(11) 服部正也『ルワンダ中央銀行総裁日記』(中公新書)。
(12) 土居健郎「甘えの発見」(和歌森太郎ほか『日本人の再発見』弘文堂)。
(13) H. R. Trevor-Roper: The European Witch-Craze of the Sixteenth and Seventeenth Centuries and Other Essays; Harper Torchbooks, Harper & Row, 1969. 邦訳として『宗教改革と社会変動』(小川晃一ほか訳、未来社)。
(14) M・ウェーバー『プロテスタンティズムの倫理と資本主義の精神』(梶山力・大塚久雄訳、岩波文庫)。
(15) 本論文をその歴史論的な系(コロラリー)とするような包括的・人間学的な論究として、木村敏「分裂病の時間論」(笠原嘉編『分裂病の精神病理』5)を参照。
(16) 中井久夫「野口英世」(宮本忠雄編『診断 日本人』日本評論社)。
(17) 笠原嘉「精神医学における人間学の方法」(『精神医学』一〇―五)。
(18) 小田晋「三遊亭円朝」(前掲『診断 日本人』)。
(19) 笠原嘉「メランコリー好発型性格」(『みすず』一八五―一二)。

第三章

(1) T・クーン『科学革命の構造』(中山茂訳、みすず書房)。ただし、クーン自身はのちにパラダイム説を自ら否定する方向に傾いたが、この概念は学界をひとり歩きしている。
(2) 〝治療文化〟とは、何を病いとし、何を病いでないとし、いかなるアプローチを治療とみ、あるいは非治療とし、いかなる人間を治療者といい、あるいは非治療者とし、いかなる施設を治療の施設とし、あるいはしないか、いかなる合意を治療的合意と見なすか、あるいは見なさないかに関する、文化に規定された、その文化の「下位文化」である。精神障害治療文化は――もしその文化にあるとすれば――さらにその枝である。

(3) E・R・ドッズ『ギリシァ人と非理性』(岩田靖夫・水野一訳、みすず書房)。以下の記述は本書ならびに山形孝夫『レバノンの白い山――古代地中海の神々』(未来社)に負うところが多い。

(4) K・ケレーニイ『神話と古代宗教』(高橋英夫訳、新潮社)。

(5) M・ニルソン(ドッズ、前掲書、第一章の注より引用)。

(6) B・ラッセル『西洋哲学史』(市井三郎訳、みすず書房)。

(7) H・エレンベルガー『無意識の発見』(木村敏・中井久夫監訳、弘文堂)。エランベルジェと同一人。

(8) プラトーン哲学とアリストテレース哲学との対比(A・O・ラヴジョイ『存在の大いなる連鎖』内藤健二訳、晶文社)。ラヴジョイは、全西洋哲学史はある意味ではプラトーンの注釈であるとする。

(9) H・ピレンヌ『ヨーロッパ世界の誕生』(中村宏・佐々木克己訳、創文社)。

(10) H. R. Trevor-Roper: The European Witch-Craze of the Sixteenth and Seventeenth Centuries and other Essays, Harper & Row (1956). 以下の記述で、本書および大木英夫氏の『ピューリタン』(中公新書)などの著書に負うところは大きい。魔女狩りについてはW. G. Soldan, Henriette Heppe (geb. Soldan): Geschichte der Hexenprozesse (1843) をはじめ、K・バッシュビッツ『魔女と魔女裁判』(坂井洲二・川端豊彦訳、法政大学出版局)など。森島恒夫『魔女狩り』(岩波新書)がわが国ではよく引かれる。

(11) G・R・ホッケ『迷宮としての世界――マニエリスム美術』(種村季弘・矢川澄子訳、美術出版社)。

(12) D・ルージュモン『愛について――エロスとアガペ』(鈴木健郎・川村克己訳、岩波書店)。

(13) M・フーコー『狂気の歴史――古典主義時代における』(田村俶訳、新潮社)。

(14) G・ジルボーグ『医学的心理学史』(神谷美恵子訳、みすず書房)。

(15) M・フーコー、前掲書および『監獄の誕生』(田村俶訳、新潮社)。一五九五年アムステルダムに生まれた「教育の家」は、犯罪者とは端的に「労働を嫌悪するもの」と規定し、木挽き鋸を使う製材労働によって「矯正」した。つづく一五九七年の「糸繰り場」はその女性版である。

（16） M. Schrenk: Über den Umgang mit Geisteskranken, Springer（1973）. 十九世紀ドイツについてはこの本に負うところが大きい。

（17） P・アザール『ヨーロッパ意識の危機』（野沢協訳、法政大学出版局）。

（18） S・F・メイスン『科学の歴史』（矢島祐利訳、岩波書店）。

（19） M・バリント『治療論からみた退行』（中井久夫訳、金剛出版）。

（20） S・トゥールミン、A・ジャニック『ヴィトゲンシュタインのウィーン』（藤村龍雄訳、TBSブリタニカ）。

（21） E・ジョーンズの公式伝記を基本とする時代は去りつつあり、社会学者P・ローゼンはフロイトの隠れた暗い個人的側面を、エレンベルガー（前掲書）はフロイトが東欧ユダヤ人社会という古く暗い層の出自の刻印を帯びていること、アードラー、ユング（およびジャネ）はフロイトと並ぶ新しい力動精神医学の建設者であるとし、ユングやアードラーとフロイトとの子弟関係を否定し、また、シャルコーがフロイトの師である証拠が乏しいことを立証した。

（22） たとえばサルトルは『弁証法的理性批判』において、マルクシズムがわれわれの地平であり、つまりわれわれはマルクスの掌の上を歩きまわっている孫悟空のようなものであるという意味のことを述べている。

（23） たとえばポール・ヴァレリーはフランスにおける『資本論』（仏訳はマルクス自身が手を入れている）の最も早い読者であり、「私の方法に通じるものがある」と言っている。

（24） 十九世紀にはいってもイングランドの精神病者の一部は work house（労役場）に送られた。施設に収容されるためには、労働能力の存在の証明書が必要だった（存在しない者は放置された）。サミュエル・テュークは一八三一年、議会でベドラム精神病院の管理者を弾劾する証言を行ない、ハスラムらを免職せしめた。

（25） L・マンフォード『機械の神話』（樋口清訳、河出書房新社）。

（26） 山口昌男『知の遠近法』（岩波書店）。

あとがき

この本は、おそらく、私のなかに潜む「あまのじゃく」性が書かせたものであろう。そうとしか言いようがない。

はじめに書いたのは第二章である。その背景には東大分院における飯田真氏とのうつ病者の生活史の詳密な研究がある。その詳密さのゆえにそれ自体は未公刊であるが、一端は氏との共著『天才の精神病理』(中央公論社)の〝隠し味〟となっている。氏らとの討論のなかからこの問題が出てきた。一九六八年に準備にかかり、一九七五年春に、いちおう論文の形をとって『躁うつ病の精神病理』1(笠原嘉編、弘文堂)に掲載された。そこでは、私はまず、大戦前に下田光造の提唱し、大戦後にドイツのテレンバッハのいう「メランコリー型の影響」で再認識された、うつ病の病前性格としての「執着気質」を問題にしている。

私の疑問は、はじめ、素朴なものであった。なぜ、わが国でだけ「執着気質」がうつ病の病前性格とされ、ドイツでだけ、それと類似の「メランコリー型」が同じくうつ病の病前性格とされるのだろうか。それが文化的な問題であるのは間違いがなさそうだった。「メランコリー型」については、同じくドイツ語圏であるオーストリアでもスイスでも通用しない。そのような人はいるのだろうが、それと認識されない。英米圏はいうまでもない、さらに外ではもとより。

私は、日本とドイツにおける評価の相違にも注目した。「執着気質」と「メランコリー型」は少し違う。簡単にいえば、前者では熱中性あるいは興奮の持続性が強調されている。それゆえに〝執着〟気質である。

「仕事をあるいはその昂《たか》ぶりを自宅まで持ち帰る人」が卑近な例になるだろう。しかし、それ以上に大きく相違するのは、「メランコリー型」が（ドイツでの精神科医歴の長い木村敏氏の御教示によれば）「端的に駄目な人」であるのに対して、「執着気質」は下田が「模範軍人、模範社員、模範青年」とまで賞揚している。実際、もう十余年も前だが、ある大学の精神科医たちがほとんど皆が皆「自分は執着気質者だ」と自己規定していると聞いて私は驚いた。それは精神科医であろうとなかろうと、自己診断がいかに難しいかを示唆していると同時に、「執着気質者である」ということが「社会的に安全な人物なり」という一種の通用証明をなしていることにも思い至らせた。しかし私はまた、社会復帰しようとする患者への援助に、この社会通念が一つの盲点をつくりだし無理な人間改造を強いてはいないか、という疑いをもひそかに抱いた。

この辺りの疑問をたまたま旧友の歴史学者にぶつけてみたところ、彼は安丸良夫氏の、当時はあちこちの雑誌に散在していた論文のコピーを送ってくれた。それから私は多くの人に会って教えを乞う機会に恵まれた。精神科医という別世界人の特権で、例えば日本の歴史学者でいえば佐藤誠三郎氏と河音能平氏、アメリカの歴史学者でいえばアイヴァン・ホール氏とアーウィン・シャイナー氏、という歴史学界では隔りの甚だしくて、少なくともわが国の場合は席を同じうしがたいであろう人のいずれにも会うことができた。しかし、結局、安丸氏の提示しておられるところに負うところが多いだろう。

いずれにせよ、私の主張は、執着気質的な人から出た倫理あるいは通俗道徳は、「再建＝立て直しの倫理」という刻印を帯びた勤勉の倫理であるという点で特殊であり、この刻印は、今日なおその十八世紀末から十九世紀初頭の日本農村の状況という起源の跡を留めながら、現に生きて働いている刻印である。そして、たとえば同じく勤勉といっても職人の倫理とは異なる、ということである。

その一つの枝として、「この種の立論は江戸時代の士農工商の四階級についてまず別々に検討する必要がある」と私は結論した。一九七二年から、アイヴァン・ホール氏の肝煎りでハーヴァード・エンチン財団の援助によって土居健郎氏、佐藤氏を中心に栗原彬氏、松本滋氏、福島章氏らも加わって東京で「歴史心理研究会」が三年ほど月一回開かれた。その席上で、私は第二章の末尾にあたる主に武士階級の倫理についての立論を話している。そこでは、鷗外あるいは大石における「甘え」（土居）の存否あるいは在り方が主に問題となった。その後に出た大橋一恵氏の論文「思春期の離人症――意地の観点から」（中井・山中編『思春期の精神病理と治療』岩崎学術出版社）に照らせば、鷗外や大石の「意地」は自己抑制であると同時に、「これみてさとれ」とおのが禁欲、忍耐、諦念の姿を示す自己主張としての対他的であり、「甘え」の裏返しともいえるだろう。一九七八年五月に名古屋において開かれた病跡学会の特別講演で四つの階層の倫理を述べ、これは後に『日本病跡学雑誌』第16号に掲載された。その一部を付論とし、全体を改稿したのが第二章ということになる。要するに江戸期に磨き上げられた武士の倫理のもとに私は去勢感情とその否認からくる激烈な緊張をみてしまうのである。鷗外でいえば、「沙羅の木」において諦念が主調ならば「盃」においてはむしろ「意地」が表に出ているであろう。

第二章の仕事を進めているうちに、人類はあらゆる気質の人を含むのであろうが、一つの社会の危機において、すべての気質の人が平等にこれに対処するとは考えにくく、おそらく、ある気質の人が、いわば歴史に選ばれて、その衝に当たるのであろう、という仮説が台頭した。初期の成功によって、当の気質の特徴は倫理あるいは通俗道徳の徳目となり、洗練、彫琢されると同時に、さまざまな気質の人がさまざまな動機から、これを模倣、少なくともそれに順応するようになる。しかし、成功それ自身が倫理の基盤を掘りくずす。倫理のほうは定式化されるのに反して、対処すべき問題は変わる。当初の問題が成功によって解消あるいは軽減されるために、この変化は加速されすらする。結局、第二章に記した経過をたどって、最後には、はじめは一つの「気質」、次に「美質」さらに「徳目」であったものが「病前性格」、すなわち、その失調が病気であるような状態となり、ここではじめて精神科医の認識の対象になる、という考えである。

この考えは、執着気質の場合に比較的妥当するように思えたので、私は、長らく私の臨床的営為の主な対象であった分裂病にこの考えを適用しようと試みた。一九七五年から七七年にかけてである。この試みは、私に「恐ろしいことを始めてしまった」という、ほとんど戦慄的感情を味わわせた。十八世紀末どころか、いつまで溯っても底に着かない。「歴史の井戸は深い」というトーマス・マンの長大な『ヨーゼフ物語』の書き出しを私は幾度も思い浮かべた。ようやく着底したとき、私は農耕文化を踏みぬいてその下に在った。

おおよそ着底したと判断した基礎には、私の分裂病論があり、それは、一九七〇年来『藝術療法』誌、おくれて『分裂病の精神病理』2、3、5（東京大学出版会）にすでに一連の展開として述べられている。それを踏まえて、『分裂病の精神病理』6に収められたものから、この本の第一章は、出発している。私の分裂病論は、一般の人にもっとも理解しやすいであろう人間工学のことばで手短かに記すことにした。

私は、人類の歴史のなかで、人間のなかからいろいろな過程が引きずりだされてくる——論理的でなく歴史的な——一つの順序を想定している。ここでは気質論の枠は大幅に取り払われている。われわれが自然的あるいは人間的環境（みずからの〝内面〟も含めて）と相渉《わた》る戦略の種子の一揃いは、われわれすべてのなかに蔵されていると私は考える。それは、ほとんどどんな人工物質に対してもそれを処理する酵素が誘導されてくるという、人間生体の恐るべき可能性と対応している（免疫のクローン淘汰説も、同程度の可能性を前提としているだろう）。これらにおいて遺伝か環境かの議論がほとんど無意味化しているのと同じように、私の立論でも、この議論は無意味化していることを念頭においていただきたい。この概念的明確化は、「その失調の現代的な形態が分裂病であるような元のもの」が、第二章で扱った「執着気質」よりも、人間にとってはるかに基本的なもののために必然となった。それは第三章で問題となる「近世農村への貨幣経済の侵入」等々の事態よりも、第一章においてそれに相当するのが「農耕社会の成立」それ自体であってみれば、後者のほうがはるかに深刻な事態であるにちがいなく、そのこととこれは対応する。

いま一つの主張は、この非失調形態が人間にとって現在もなお有用、おそらく不可欠でさえあり、人類の生存と歴史を支えているであろうことである。

そのように「失調すれば究極的には分裂病となって現象するもの」はなお働きつづけているのだが、負荷にあえぎ、空転の危険にたえず曝されているとも言いうる。そこに、おそらくは、人類が人類となってゆく過程での、自然からの外化、自然的存在からの逸脱――要するに人間のかなり根本的な倒錯性を考えざるをえないと私は思う。

第一章の発表には、いささかの勇気を要した。もし、私が、自身のなかに「失調すれば分裂病となるもの」の種子を感じつつ、まとまった年月、精神科医として分裂病者といわれる人たちと相渉ってきたのでなければ、編集者門倉弘氏の、いささか異常なほどの奨めを別としても発表に踏み切ったかどうか、疑わしい。そもそも、発想が私のなかに生じ得たかも、また。一見理論的な形態を持ちながら、ほとんど個人的とさえ言いうるかも知れないほどに、もっとも経験密着的なものが、おそらく、本章であろう。その臨床的一帰結は「世に棲む患者」（川久保編『分裂病の精神病理』9、一九八〇年）である。これは「働く患者」（吉松編『分裂病の精神病理』11、一九八二年刊行予定）につづく。いずれ「暮らす患者」（仮題）とともに三部作を構成するかもしれない。

第三章は、『現代精神医学大系』（中山書店）第1巻の精神医学史として執筆されたものをまとめたが、そのもとは、一九七〇年の東京教育大学における講義の一部である。そのプリントを見られた、『大系』の総論部分の編集を担当された安永浩氏の依頼の、九年後の、一応の結実である。あたかも国の内外におけるヨーロッパ史学とくに中世史のめざましい進展と時期を一にしており、作業に予想外の年月を要した。

一つの重点は魔女狩りの時期にある。気候的・経済的、すなわち文化人類学的観念としての豊饒性＝生産力を含意しつつも、現実的な意味における生産力減退を基底に据え、それに対する為政者の対応の挫折と女性への責任転嫁とは、魔女裁判における判決文から直接推論したものである。

それと関連して、シンタグマティズムとパラディグマティズムの二概念の導入が私には避けられぬものと思えた。構造主義的な色彩の語であるが私の新造語である。その意味は本文についてみられたいが、この章全体を流れる第一の基調である。

力動精神医学が、近世の初期において暗く蒙昧なものとして否定された森と平野のはざまの文化に淵源することは、トレヴァー＝ローパーに示唆されたが、H・エランベルジェ（エレンベルガー）の『無意識の発見』（副題「力動精神医学史」）の翻訳にたずさわるうちに、次第に私のなかで明確な形をとっていったことである。とくにその訳書のための地図作製を行なったときに、力動精神医学者たちの出身地と活動範囲に深い印象を受けた。それは本文に記した通り、森と平野のはざまだった。魔女狩りを否定した平地の啓蒙主義と、それははっきり対立する。

魔女狩り以後の歴史を追跡するうちに精神医学史が科学の進歩よりも宗教および革命との関連が深いのではないか、という疑いが次第に強まった。おそらく、この章を一貫する第二の基調である。それはまた、精神医学史よりもまずその背景史に私を赴かせたものであった。

一九七七年秋、私は精神医学史の調査のために西欧七カ国を歴訪したが、西欧精神科医との討論は、私をいささか自己不確実に陥れた。ファン・デン・ベルフ氏のような歴史的展望のすぐれた人さえもが、西欧精神医学は一貫して「科学的精神医学」であり、宗教との関連は「ありうる」が、深入りしないように奨めた。一般に西欧の同僚は宗教と革命の話題を避けた。私が失望を抑えつつ、エディンバラの書店でスコットランド史、とくに長老教会史の本を買いあつめていたとき、未見の人に話しかけられた。エディンバラ大学社会経済史の田添京二教授で、それから二時間というもの、教授は、スティーヴンスンがよく来たという古いパブで私の話を聞いて下さった。そのときの教授の基本的支持と貴重な助言に勇気づけられて、ようやく私はこの章を完成できたと言っても過言でない。氏は、「では妻子が待っていますから」と石瓦の狭い小路に消えてゆかれた。エリオットの『四つの四重奏』のなかでは、ふしぎな時刻に荒涼たる街のなかで「師」に出会い、本質的な数句を告げられ、「師」は再びふっと霧のなかに消え失せるという(神曲を踏まえた)一節がある。田添教授との邂逅を想起するたびに必ず思い出される。

おそらく、私の意識には、自分の一応実践していることになっているが、ある距離と違和を感じてもいる西欧精神医学の正体を見きわめたいという強い底流が一貫してあり、さらにその底には、「近代西欧」という現象は何であろうか、という考えが底流しているのを感じる。「それは非常に特殊なものではないか」という感じが私にはつねに存在してきた。私が、日本その他における魔女狩りの不在に触れたのも、また、「近代的自我」をわが国における一つの神話として彼地の「無垢なる乙女の神話」と対置させたのも、その線に沿ってのことである。

日本における近代精神医学が「近代西欧的な装備は何でも一揃い揃っています」という近代日本百年の至る所に見られるショウ的存在でありつづけてはならないと思う。「ショウ的存在でない」という反証の一つは底辺の充実であるのだが――。これも私の「あまのじゃく」的な考えであろう。

各論文に掲載した引用文献、とりわけ第三章のそれは、本書の性質とページ数のために大幅に割愛しなければならなかった（巻末注）。まことに止むをえない次第である。この点に関してはそれぞれのプレオリジナル論文の末尾を参照していただくほかはない。

編集者門倉氏が存在されなければこの本も存在しなかったであろう。私の五年の逡巡を忍耐づよく待たれた氏にこよなく感謝するゆえんである。

一九八二年新春

編集部付記・「（精神）分裂病」は、二〇〇二年日本精神神経学会により「統合失調症」と呼称が変更され定着しています。本書もそれに従うべき所ではありますが、初版以来『分裂病と人類』という書名で刊行されてきました経緯などにより、著者の了解を得て旧呼称のまま再版いたします。御了承ください。

（二〇〇六年六月）

新装版あとがき

この本はかつて一九八二年に東京大学出版会からUP選書の一冊として世に出たものである。もともとは精神医学書であったはずのものが人文書として四〇年以上の後にふたたび生まれる。東アジア出版人会議が選定する「東アジア一〇〇冊の本」の一冊に選ばれて韓国語に翻訳されたともきく。

統合失調症とは何かというのは、当時も精神医学の大問題であったが、私は人文科学の助けを借りてこれを解こうとしたのである。ことに精神分裂病は、その後、病名までが「統合失調症」と変わり、私もそれを支持する一文を書いているが、復刊にあたっては編集者と話し合って、けっきょく昔の題を残すことにした。この本の「固有名詞」と思っていただくとありがたい。

なぜ統合失調症が世界のどこにおいても人類の一パーセント前後に現れるかという問題について、私は人類のために必要だろうからだと考えたのである。そして私は統合失調症の「心の生ぶ毛」(本文三四ページ)と「生活のひげ根」を大切にするという表現に要約して患者への接し方の、ある人に言わせれば、生け花やお茶のような「お作法」の編み出しへと進んで行った。

そこで「S親和者」(本文八ページ)と私は言っているが、ここでS親和者とは統合失調症の世界への、あるなじみをもっている人のことである。診察中の私の中に開けている世界をも含んでいるとしてもおかしくない。私は統合失調症の人の世界は他の隣人の世界よりも了解不能とは感じていなかった。むしろ「変数が少し違う」という感じであろうか。

私はいきなり統合失調症の人に接する「作法」に進んだわけではない。まず、うつ病の病前性格論から進んだのであった。それが本書の第二章である。安丸良夫氏は京都大学の同人雑誌『アゴラ』のメンバーであった。私は二宮尊徳の生まれた村や開拓した土地を訪れ、『二宮翁夜話』を英訳してアメリカ人のパートナー達に示した。私がすぐに気づいたのは『二宮翁夜話』の内容が、実に当時のうつ病患者にすっと通じ、そして納得され、治療力があることであった。当時接したうつ病の課長は「部長になろうと考えたことがないけれど〝日本一の課長〟になろうと日々考える人」であった。

ではうつ病よりも統合失調症に親和的な人々はどうなのだろうかと考えたのが『分裂病と人類』である。私はそれを求めて人類学の世界に入って行った。

最後の第三章はもともと精神医学全書の一部である（『精神医学体系』第一巻、中山書店、一九八二年）。精神医学史への関心は古くからのものであるが、私がはっと気づいたのは、患者を魔女として火あぶりにかけるのを最初に止め、木工などの手仕事に就かせるようにしたのはオランダだったという事実であり、それが私を激しくゆさぶっていた。患者を働かすことは天職という概念を発展させたカルヴィニズムにふさわしい。私は名古屋市の補助をいただいて、カルヴィニズムの国オランダとスコットランドを訪問した。また、エランベルジェの『無意識の発見』（弘文堂、一九八〇年）の翻訳チームを木村敏先生の下で立ち上げていた。

精神医学史は私の学生時代からの関心事であって、東京教育大学が東京大学医学部附属病院分院（東大分院）から谷をひとつ越えたところにあった古い昔に講義をしに行ったことがある。安永浩先生（一九二九—二〇一一）のご紹介であるが、当時は辞令なしにそういうこともあり得たのであろう。

＊

この本はなぜか、患者を含めてS親和者によく読まれたらしい。私は当時、マイナス評価ばかりだったらしい統合失調症患者に積極的な意義を発見したと思われたらしいのだが、安永浩先生の率いる東大分院神経科ではそれは全然不思議なことではなかった。飯田眞先生（一九三二—二〇一三）との病跡学研究も然りであった。いや何よりも日々の臨床が彼ら彼女らへの畏敬の念を起こさせた。うつ病も同じである。

私は最近この本を読み返したが、つけ加えるべきものはあっても、消去するべきところはない。当時こんなことを考えていた者がいたということが再現されるという意味で私は復刊を承知した。

この本が四〇年前にUP選書に収められるには当時の編集者門倉弘さんの努力が欠かせなかった。門倉さんは決まりのページ数に合わせるために全く目立たない削行削字を行うなどの法外な努力をされた。記して感謝の気持ちを表わします。また、それを引き継いで本書に陽の目をみせて下さった編集者の後藤健介さんにも重ねて御礼を申し上げます。

中井久夫

著者略歴

中井久夫（なかい・ひさお）

1934年　奈良県に生れる
1959年　京都大学医学部医学科卒業
1980年　神戸大学医学部精神神経科教授
1997年　甲南大学文学部臨床心理学教授
2004年　兵庫県こころのケアセンター長
2022年　逝去

主要著訳書

「精神科治療の覚書」（日本評論社，1982）
「中井久夫著作集 精神医学の経験」全3巻，別巻1
（岩崎学術出版社，1984-85）
「1995年1月・神戸」（共著，みすず書房，1995）
「昨日のごとく」（共著，みすず書房，1996）
「最終講義―分裂病私見」（みすず書房，1998）
「西欧精神医学背景史」（みすず書房，1999）
「治療文化論」（岩波現代文庫，2001）
ヴァレリー「若きパルク／魅惑」（みすず書房，1995，2003）
ハーマン「心的外傷と回復」（改訂版，みすず書房，1999）
「サリヴァンの精神科セミナー」（みすず書房，2006）
「中井久夫集」全11巻（みすず書房，2017-19）

新版　分裂病と人類　UPコレクション

1982年 2月15日　初　版　第1刷
2013年 9月20日　新　版　第1刷
2023年 1月20日　新　版　第5刷

［検印廃止］

著　者　中井久夫

発行所　一般財団法人　東京大学出版会
代表者　吉見俊哉
153-0041 東京都目黒区駒場 4-5-29
電話 03-6407-1069　FAX 03-6407-1991
振替 00160-6-59964

組　版　株式会社キャップス
印刷所　株式会社ヒライ
製本所　誠製本株式会社

ISBN 978-4-13-006514-6　Printed in Japan

「UPコレクション」刊行にあたって

学問の最先端における変化のスピードは、現代においてさらに増すばかりです。日進月歩（あるいはそれ以上）のイメージが強い物理学や化学などの自然科学だけでなく、社会科学、人文科学に至るまで、次々と新たな知見が生み出され、数か月後にはそれまでとは違う地平が広がっていることもめずらしくありません。

その一方で、学問には変わらないものも確実に存在します。それは過去の人間が積み重ねてきた膨大な地層ともいうべきもの、「古典」という姿で私たちの前に現れる成果です。

日々、めまぐるしく情報が流通するなかで、なぜ人びとは古典を大切にするのか。それは、この変わらないものが、新たに変わるためのヒントをつねに提供し、まだ見ぬ世界へ私たちを誘ってくれるからではないでしょうか。このダイナミズムは、学問の場でもっとも顕著にみられるものだと思います。

このたび東京大学出版会は、「UPコレクション」と題し、学問の場から、新たなものの見方・考え方を呼び起こしてくれる、古典としての評価の高い著作を新装復刊いたします。

「UPコレクション」の一冊一冊が、読者の皆さまにとって、学問への導きの書となり、また、これまで当然のこととしていた世界への認識を揺さぶるものになるでしょう。そうした刺激的な書物を生み出しつづけること、それが大学出版の役割だと考えています。

一般財団法人　東京大学出版会